篠原出版新社

業務フローモデルを用いた薬剤業務の質保証-2-

――入院注射業務の比較・検討（第2報）――

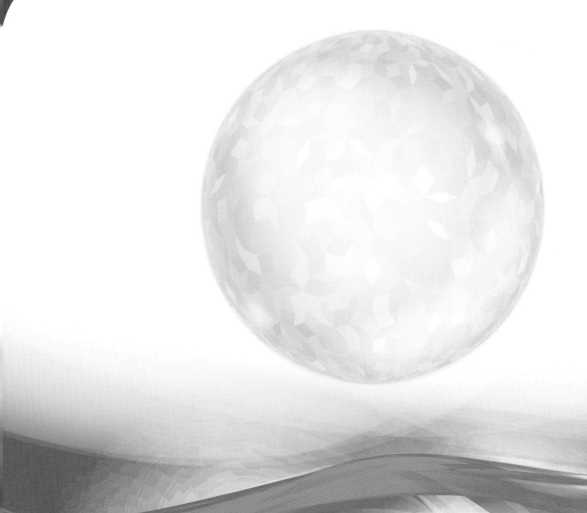

公益社団法人全日本病院協会
医療の質向上委員会 質保証プロジェクト
薬剤業務の質保証
◎編著　飯田修平・成松 亮・藤本道夫

Contents

序

　このたび昨年の6月に出版した『業務フローモデルを用いた薬剤業務の質保証―入院注射業務の比較・検討―』および『業務フローモデルを用いた手術室業務の質保証―腹腔鏡下胆嚢摘出術の安全確保―』に続き，さらに研究を進め，本年，本書と『業務フローモデルを用いた手術室業務の質保証―腹腔鏡下胆嚢摘出術・幽門側胃切除術・緊急帝王切開術を例として―』を発刊することとなりました.

　全日本病院協会は，国民に安全で質の高い医療を医療人が誇りと達成感を持って提供できるような環境整備を行う事を目的に活動をしており，医療の質向上委員会では，医療の安全確保のために，平成12年から，業務フロー図を業務分析，業務改善の方法・道具として選定し，研究を継続しております.

　これらの研究は，"研究の経緯"にも記されている通り，厚生労働科学研究費補助金，医療の質向上委員会活動費，全日病総研研究費等によって継続してきており，昨今，医療現場では，チーム医療の推進とともに，人材不足も相まって業務の効率化・合理化が求められ，院内の様々な業務の見える化はどの病院にとっても検討すべき事項です．見える化の第一歩が業務フロー図の作成であり，本書では薬剤業務を取り上げておりますが，職員教育の場面においても有効に活用いただけると存じます.

　また，今年度の診療報酬改定では，医療安全対策地域連携加算が新設され，より一層の医療安全の確保の重要性が打ち出されております.

　今後，益々医療安全に関する関心が高まることをふまえ，昨年，本年と出版した4冊を用いて，病院の安全確保に努めていただき，病院運営に役立てていただければ幸いです.

　本書発刊にあたり，医療の質向上委員会および質保証プロジェクト（薬剤業務質保証ワーキンググループ）の皆様の精力的な熱意による研究に敬意を表します.

　平成30年3月

公益社団法人全日本病院協会会長

猪口雄二

はじめに

　医療事故元年と言われた医療事故の報道（1999）を契機に、医療の安全確保が社会の大きな要請になって、約20年が経過した。筆者は、「医療の安全確保のためには、医療事故対策、不具合や過誤の改善、すなわち、マイナスを元に戻すだけでは不十分である。質を向上させる、より良くすることが重要である。」と言い続けている。すなわち、医療の安全確保は、情報技術・情報システムを活用し、業務を効率化し、医療の質向上を図った結果としてしか実現できない。近年、この考え方は、Safety Ⅰ、Safety Ⅱと呼ばれている。質保証の基本である。

　医療の質保証を目的に、全日本病院協会に医療の質向上委員会を設置し、その中に質保証プロジェクトを設置して活動を継続している。

　昨年度は、『業務フローモデルを用いた薬剤業務の質保証—入院注射業務の比較・検討—』[11]、『業務フローモデルを用いた手術室業務の質保証—腹腔鏡下胆嚢摘出術の安全確保—』[12]を成果として出版した。本年度も研究を継続し、本書と『業務フローモデルを用いた手術室業務の質保証　一腹腔鏡下胆嚢摘出術・幽門側胃切除術・緊急帝王切開術を例として一』を同時に出版することになった（詳細は研究の経緯を参照）。

　質保証プロジェクトの対象業務として、薬剤業務と手術室業務の2つの業務を選択した理由は、医療事故の中でも、頻度・重要度ともに高いにも拘わらず、業務が多様、複雑かつ広範で、解決が困難であり、基本的かつ系統的な分析が必要であるからである。

　業務の基本的かつ系統的な分析には、まず、対象業務の業務フローを作業レベルまで洗い出し、業務工程表を作成し、業務フロー図を作成する必要がある。これにより現状を明確に把握でき、職種間・担当者間・部署間の人・物・情報の流れが見える化できる。この段階で、現状の問題点が明らかになる場合が多い。つぎに、業務フロー図の時間軸に沿って、スイムレーンの担当者の業務・作業の目的・機能をそれぞれ抽出する。これは、故障モード影響解析（FMEA: Failure Mode and Effects Analysis）の途中の作業と同じである。

　"入院注射投与後の観察"を選択した理由は、研究の経緯で述べるように、昨年度は、患者への投与までの分析で終わっている。投与後の観察は不具合（過誤・好ましくない影響）の検知、影響発現防止、および、影響緩和の最後の砦であり、極めて重要であるからである。

協力4病院は、昨年度と同様である（**表2.1**）。規模、情報システム、薬剤師・看護師の勤務体制等々、同じではなく、多様である。結果として、絶妙の組み合わせになった。

　質保証プロジェクトのワーキンググループ（WG）には、昨年度の薬剤師に加えて、投与後の観察の担当者である病棟看護師に参加いただいた。当初は、薬剤師と看護師との考え方の違いがあり、また、病院毎の考え方および運用の違いがあるので、議論が行きつ戻りつした。しかし、繰り返し議論した結果、昨年度以上に、活発に意見交換できるようになった。

　このとき、本研究で開発した統合業務フローモデルと簡易業務フローモデルが、病院間の比較検討と、それによる情報共有に極めて有用であることを実証できた。その結果、報告書とりまとめに関しても、WGメンバーが積極的に関与するようになった。

　藤本道夫様と成松亮様は、WGメンバーの意見のとりまとめを担当した。その大変な作業量と忍耐力に感謝したい。

　本書の対象は、薬剤業務に関係する医療者、特に、医師、薬剤師、看護師、および、医療安全管理者等を想定している。研修医、新卒薬剤師や新卒看護師、のみならず、他病院から転職し、あるいは、他部署から異動した職員等が、業務フローを認識する良い資料となる。

　本研究で開発した統合業務フローモデルと簡易業務フローモデルを参考にすると、4病院の比較が容易になる。読者は、その後、関心があるいずれかの病院と自院の業務フロー図を詳細に比較・検討することを推奨する。

　業務フロー図作成には知識と経験が必要であるが、業務フロー図を読むことは難しくはない。業務フロー図の基本的記法と読み方を解説し、薬剤業務プロセスごとに留意事項や帳票類を付記した。薬剤業務に直接関係しない医療者にも、理解が容易である。本書と共に『業務工程（フロー）図作成の基礎知識と活用事例』[10]および昨年度の報告書[11, 12]を参考に、自院の薬剤業務フロー図を作成し、問題点を把握し、業務プロセスを改善し、質向上と安全確保に活用していただきたい。

　筆者らのグループは、これらの研究を18年間継続している。国内外において、業務フローモデルに基づく検討の重要性が認識され始めたが、まだ、一般に普及してはいない。

　この時期に、本書を出版できることを、ご協力・ご支援いただいた組織・個人、特に薬剤業務質保証プロジェクトに参加し、地道で膨大な作業をしていただい4病院と薬剤師および看護師の皆様に感謝する。また、適切なご助言をいただいた、篠原出版新社の井澤泰様に感謝申し上げる。

　しかし、いまなお、課題が山積している。継続的質向上が必要であり、研究を継続する必要がある。ご意見があれば、全日病事務局にご連絡いただきたい。
本書が、医療の質向上と安全確保を目指す、多くの方々の参考になることを期待する。

　なお、本研究の一部は、全日病総研の事業として実施した。

平成30年３月

公益社団法人全日本病院協会　医療の質向上委員会委員長
公益財団法人東京都医療保健協会　練馬総合病院理事長・院長
医療の質向上研究所所長
飯田修平

研究の経緯

本研究を，全日本病院協会（全日病）医療の質向上委員会および厚生労働省科学研究費補助金事業等による研究の成果に基づいて行った．なお，この間，研究費の有無にかかわらず，医療の質向上委員会の活動として研究を継続した．

また，平成26，27，28，29年度全日病総研の研究事業として質保証プロジェクトを受託し，平成29年度全日病総研の研究事業として本書を出版した．質保証プロジェクトでは，薬剤業務質保証と，手術室業務質保証の二つのプロジェクトを並行して実施した．

本書は，薬剤業務質保証プロジェクトの活動成果を昨年度に引き続いて，まとめた第2番目の書である．

1. 全日病医療の質向上委員会に「病院情報システム（HIS）基本要件検討プロジェクト」（平成12年）を設置し，病院側（委員会委員が所属する病院・研究者）と情報システム提供側（保健医療福祉情報システム工業会：JAHIS）が，HISの基本要件を検討した．HIS導入・開発には多くの問題が発生しており，導入病院と開発側の相互に不満や不信があった．不満や不信を言い合っても解決しないので，両者が，解決に向けて基本要件の共同研究を開始した．この研究を契機として，以下の研究を実施した．

2. 厚生労働省科学研究費補助金事業「電子カルテ導入における標準的な業務フローモデルに関する研究」（平成15・16年度）では，UML（Unified Modeling Language）のアクティビティ図を用いて，病院の外来受付から，入院，

退院までのプロセスを分析した．

3. 厚生労働省科学研究費補助金事業「医療情報システムを基盤とした業務フローモデルによる医療の質と安全性の評価に関する研究」（平成17・18年度）では，①処方から調剤を経て投薬までの薬剤に関する一連の業務プロセス，ならびに，②手術の計画から実施や術後のケアに至る手術関連の業務プロセスの二つを検討した．

4. 厚生労働省「医療の質の評価・公表等推進事業」（平成22・24・25年度），厚生労働省「多職種協働によるチーム医療の推進事業」（平成25年度）で業務フローモデル作成講習等を実施した．

5. 厚生労働科学研究費補助金事業「業務フローモデルに基づく医療の質向上と安全確保を目指した多職種協働チームの構築と研修教材・プログラム開発に関する研究」（平成26・27年度）で，薬剤各種業務フローモデル（定時・臨時・変更処方，持参薬，抗がん剤管理等）を医師，薬剤師，看護師等が作成し，業務フローモデル作成支援ツール開発，各病院の業務フローモデル事例等を収集した．ハイリスクで，医療事故の様態別割合で最も多い与薬業務に焦点を当てた．

6. 全日病総研研究事業質保証プロジェクト（平成28年度）で，定時の入院注射業務（処方指示から投与後の観察まで）を比較検討した．しかし，観察に関しては，詳細な分析ができ

なかった．また業務フローモデルに基づき，
インシデントに関して分析した．

7. 本年度の研究では，6で積み残した看護師に
かかわる業務プロセス，特に，薬剤投与後の
観察業務を中心に質向上・安全確保に関して
検討した．

研究成果の概要

各研究の成果の概要は以下の通りである.

1. HISの基本要件を検討し，HIS導入時の留意事項を『病院情報システム導入の手引き』として出版した.

2. HISを構築する際に，要求仕様の記述が必須である．開発側と病院側の共通言語として，UMLのアクティビティ図を用いた．外来から入院，退院までの業務プロセス全体を，HIS構築に必要な粒度で業務フローモデルを開発し，記述した．『電子カルテと業務革新―医療情報システム構築における業務フローモデルの活用』として出版した.

3. 2では病院業務全体を対象としたが，質向上・安全確保のためには重要業務をさらに詳細な粒度で検討する必要がある．そこで，重大な医療事故が発生しやすい，薬剤業務と手術室業務の二つを選択した.

4. 2，3で開発した，業務フローモデルを普及するために，会員病院，非会員病院を対象に，業務フローモデル作成講習会を開催した.

5. 2，3で開発した業務フローモデルを一般化し，精緻化するために，会員病院，非会員病院を対象に，薬剤業務フローモデル作成講習会を開催した．内服薬剤業務32病院，注射薬剤業務35病院が参加し，各病院の業務フローモデルを作成した．これらの成果に基づいて，『業務工程（フロー）図作成の基礎知識と活用事例』を出版した.

6. 上記の注射薬剤業務35病院の業務フローモデルに基づいて，病院間の比較・検討を目的として，簡易業務フローモデルを開発した．ついで，質向上・安全確保を目的として，4病院の協力のもとに，統合業務フローモデルを開発した．統合業務フローモデルに基づき，薬剤師にかかわる業務プロセスを中心に，質向上・安全確保を検討した．これらの成果を『業務フローモデルを用いた薬剤業務の質保証―入院注射業務の比較・検討―』として出版した.

7. 6で開発した統合業務フローモデルに基づき，看護師にかかわる業務プロセスを中心に質向上・安全確保を検討した．また，簡易業務フローモデルを用いて，薬剤業務，特に，薬剤投与後の観察業務の質保証について検討した.

第1章 医療の質向上と業務フローモデル

近年の情報化社会では，情報技術ならびにそれに伴う情報が巷にあふれ，医療提供者はもとより患者にとっても疾病や治療に関する情報の取り扱いが重要になっている．医療提供者はこの社会的環境の中で医療の質を高め，患者の要請に沿った医療の提供が求められている．

1.1 医療機関における情報技術の活用

（1）医療機関における情報技術の普及

情報化社会において，医療機関は，院内・院外の情報の取得や伝達に情報システムを活用し，業務を効率的に進める努力をしている．特に病院においては電子カルテシステムや調剤支援システム，臨床検査システムなどの情報システムが普及し，一昔前とは明らかに異なった業務形態になっている．

（2）業務の把握

しかし，病院で情報システムを導入する際にこれまで帳票類で進めてきた業務プロセスをどのように変えるべきかという課題の整理や，情報システムを導入したが，業務の効率が上がらない，あるいはミスが起こるようになったなど，必ずしも体系的に不具合を解消できていない．これらは，現場の業務の実態，すなわち具体的な運用を十分に把握できていないことや，職員の運用と情報システムが前提としている運用が合っていないことなどから発生することが多い．

したがって，これらの課題や不具合を解消するためには，現状や情報システムを含んだ業務の流れを把握し，全員で共有し，どうすれば最も効率的か，どうすればより高品質な医療を提供できるかについて十分に検討することが必要である．

1.2 業務フローモデル

そこで，筆者らはこれらの解決に業務フローモデルを活用し，院内の業務を可視化することを提案している．

（1）モデルとは何か

業務フローモデルを説明する前に「モデル」とは何かを説明する．

モデルとは，「対象を特定の視点で抽象化し，理解しやすくすること」をいい，モデルを作成することをモデル化あるいはモデリングという．

ここでいう対象とは有形無形の関心の対象であり，本書の場合「業務プロセス」を指す．

特定の視点とは，目的によって変わるが，例えば，その業務に携わる担当者の作業のやり方などがそれにあたり，視点を定めて記述することで作業方法が理解しやすくなる．その他の視点としては，たとえば情報システムの仕様を決める際に，その運用性について定義する部分で，作業者との連携に視点を置いて記述する場合などが考えられる．

抽象化とは，例えば，情報をそぎ落として，検討する視点に必要な部分のみを残して，目的に合致する情報を際立たせることである．

モデルを作成するには，記号化して記述するが，本書ではモデリング記法の国際標準であるUML（Unified Modeling Language：統一モデリング言語）を使用する．なお，UMLには**表1.1**に示す記法が定められており，本書ではその中のアクティビティ図（Activity Diagram）を使用する．

（2）業務フローモデルとは何か

業務フローモデルとは，モデルの考え方を使って業務プロセスを記述したものをいう．本書では

表1.1 UMLで規定されている記法

	記 法	説 明
構造を表現する図	クラス図 Class Diagram	クラスの構造やクラス間の関係，役割を表現する．
	オブジェクト図 Object Diagram	ある状況におけるオブジェクト同士の関係を表現する．
	パッケージ図 Package Diagram	クラス等の要素が，どのパッケージにグループ化されているかを表現する．
	コンポジット構造図 Composite Structure Diagram	クラスやコンポーネント等の要素内部構造とその関係を表現する．
	コンポーネント図 Component Diagram	ソフトウェアコンポーネントの構成を表現する．
	配置図 Deployment Diagram	ハードウェア，ディレクトリなど，実行環境上にプログラムをどのように配置するかを表現する．
	ユースケース図 Use Case Diagram	システムの機能と，利用者や他システムなどの外部要素との関係を表現する．
ふるまいを表現する図	アクティビティ図 Activity Diagram	システムや業務の行為，データの流れ，行為実施の条件分岐などを表現する．
	ステートマシン図 State Machine Diagram	一つのクラスに着目し，そのオブジェクトの生成から破棄までの状態遷移を表現する．
	シーケンス図 Sequence Diagram	相互作用するオブジェクト間のメッセージの送受信を，時系列に表現する．
	コミュニケーション図 Communication Diagram	相互作用するオブジェクト間のメッセージの送受信を，オブジェクト間の接続関係に焦点を当てて表現する．
	相互作用概要図 Interaction Overview Diagram	相互作用図同士の関係を表現するための概要図．シーケンス図，アクティビティ図等で表現する．
	タイミング図 Timing Diagram	リアルタイムシステムのような短い時間間隔での状態遷移や時間制約，メッセージ送受信などを表現する．

院内薬剤業務のやり方や進め方を把握できるよう記述する．

(3) 業務フローモデルの必要性

前述のように，関係職員の誰もが同じ情報を同じレベルで共有するためには，文書で情報を共有する必要がある．業務フローモデルは，単に業務の進め方などを図示するだけでなく，そのモデルが対象としている業務や時間帯や場所などの範囲，その業務を実施する際の前提となる物や患者などの状態，薬剤を投与する場合等においてそれまでに満たしていなければならない条件などを記述する．

業務フローモデルを用いることにより，関係者や他部門との間で作業方法や改善方法を伝えるなど，正確に情報共有できる．

(4) 業務フローモデルの効果

業務フローモデルの導入によって得られる効果を示す．

a) 業務の流れを可視化できる

・関係者間で業務のやり方に関する共通認識を図ることができる．

・業務の改善や標準化を検討するにあたり，誰もが見える形で議論を進めることができる．

・新しく参加する職員等に適切な業務のやり方を伝えることができ，指導や教育に役立つ．

b) システム開発や要件定義*に役立てられる

・情報システムの開発等において，運用方法などを表現できる．

・モデル開発ツールを選べば，モデルから直接

一部のプログラムを生成することができる.

*要件定義とは，システム開発において，実装すべき機能や満たすべき性能などを明確にすることをいう．要件定義の前提に要求定義がある．

　要求定義とは，要件定義のために，利用者・使用者の要求を聴いて，業務や作業の目的と具体的な運用を把握して，真の要求を抽出し，整理することを言う．

(5) 業務フローモデルの構成

　業務フローモデルを作成する際は以下のような範囲，条件等を決める必要がある．

a) スコープ（対象範囲）

　業務フローモデルが対象とする業務の範囲，例えば，外来患者が来院してから窓口での支払いを済ませて帰宅するまでの大きな流れをスコープとすることもあれば，検査室内の特定の検査に関する細かい手順のみをスコープとする場合もある．

　本書では，入院業務において，医師が定時注射を処方するところから，薬剤師が薬剤部門で監査・調剤し，それを受け取った看護師が病室で患者に投与し観察するまでをスコープとする．

b) 前提条件

　同じ範囲をモデル化する場合でも，環境が異なれば業務プロセスが異なる．例えば，外来患者が来院してから帰宅するまでの業務プロセスを記述する場合に，院外処方を採用しているかどうかによって流れは変わる．あるいは，休日における薬剤の臨時投与の業務では，休日にも薬剤師が常駐しているかなどで業務プロセスは変わる．これらは，病院によって条件が異なるため，あらかじめ，どのような前提の業務フローモデルかを明示する必要がある．

c) ふるまいの記述

　本書では，業務フローモデルにおける行為のふるまいをアクティビティ図で記述する．アクティビティ図の概略については次項で説明する

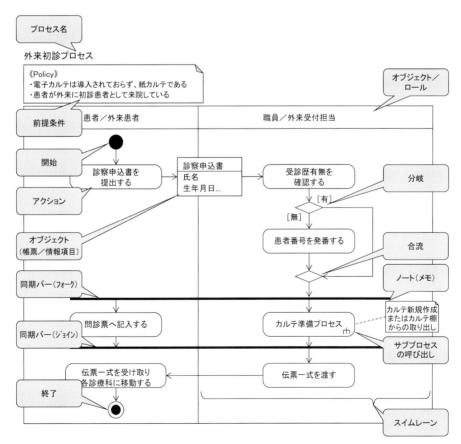

図1.1　アクティビティ図の例

1.3 アクティビティ図

業務フローモデル内で行為のふるまいを記述するアクティビティ図について説明する.

(1) 概要

アクティビティ図の例を**図1.1**に示す. 主に, 縦軸に時間の経過を, 横軸に登場人物を示すオブジェクト／ロールが配置される[※].

※横軸に時間の経過を示す方式もあるが, 本書では縦軸に時間の経過を表す方式を採る.

(2) 要素

本書で使用するアクティビティ図を構成する要素を**表1.2**に示す.

表1.2　アクティビティ図に用いられる要素

記　号	意　味	説　明
プロセス（名） （図1.2参照）	プロセス （業務, 工程）	業務フローモデルを構成する業務の単位. 各プロセスには固有の名称（プロセス名）が付けられ, 他から参照されることがある.
オブジェクト （図1.2参照）	登場人物 （アクター）	必ずしも人には限らない. ロールで表現できれば省略しても良い. ex.）薬剤師／監査担当　→　監査薬剤師
ロール （図1.2参照）	役割	登場人物（アクター）がどのような役割を果たすかを示す. 役割は正式な職種名である必要はない. ex.）運搬係, 記録担当
スイムレーン （図1.2参照）	記述領域	ロールで示された役割の人が実行する行為等を記述する領域.
●	開始 （Initial）	プロセスを開始するノード. プロセスには必ず一つだけの開始ノードが存在する.
◉	終了 （Activity Final）	プロセスを終了させるノード. プロセスが途中で分岐する場合は複数の終了ノードが存在し得る.
⊗	終了 （Flow Final）	プロセス内の一つの流れのみを終了させるノード. 他の流れには影響しない.
→	制御フロー	アクション間の流れ, 状態の変化を示す.
アクション名	アクション （行為）	当該ロールが実行する行為を示す.
プロセス名	サブプロセスの呼び出し	別のプロセスを呼び出すもので, 長円形に呼び出すプロセス名を記載し, プロセス名であることを示す記号を付ける.
[条件2] [条件1]	分岐	条件によってフローが変わる場合に使用する. ［ ］内に記載する分岐条件に従って必ずどれか一つを選択する.
合流記号	合流	複数のフローが合流して, 一つの流れになる場合に使用する.
同期バー（フォーク）	同期バー （フォーク）	複数の処理が併行して行う場合に, フォークとジョインの組み合わせで, または単独で使用する.
同期バー（ジョイン）	同期バー （ジョイン）	併行して行う処理を同期させる場合は両者を使用し, 同期の必要がない場合はフォークのみとし, ジョインは使用しない.
《Policy》	前提条件	プロセスを開始する前提条件.
ノート	ノート （メモ）	各要素に対して注意書き・補足を記載する.
帳票名等 情報項目	オブジェクト （帳票名/情報項目）	登場する帳票等を表す. 情報項目セットを示すオブジェクト名（帳票名）と内容を記載する.

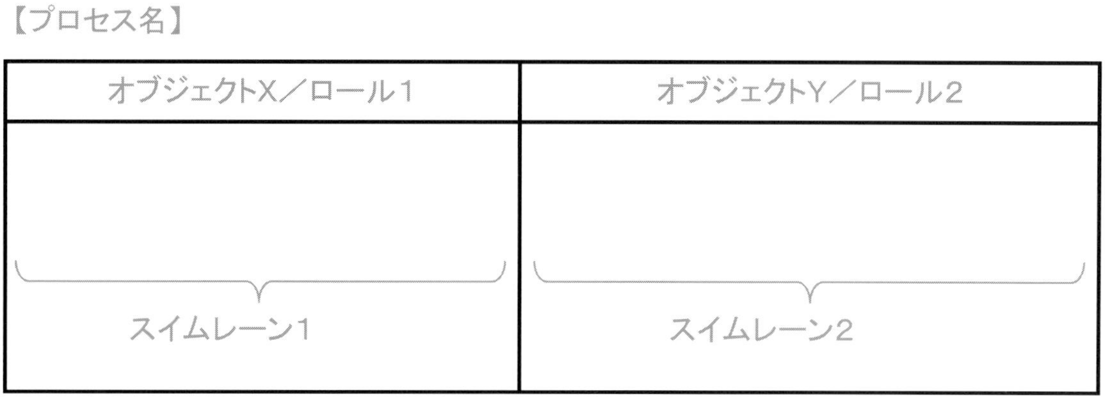

【プロセス名】

オブジェクトX／ロール1	オブジェクトY／ロール2
スイムレーン1	スイムレーン2

図1.2　アクティビティ図を記載する形式

【プロセス名】

オブジェクトX／ロール1	オブジェクトY／ロール2

第2章 観察業務の業務フローモデル

業務フローモデルを使って看護師による定期的な患者巡回中の観察業務に関する業務フローモデルを開発し分析した．巡回中の観察業務を業務フローモデル開発の対象とした理由は以下の通りである．

2.1 投薬におけるインシデント

筆者らは，業務フローモデルによる院内業務の可視化の対象業務として注射（点滴．以下，同様）の投薬を選択してモデル開発を進めてきた．その中で，協力病院のインシデントレポートを調査したところ，医師が処方を指示し，薬剤師が調剤／取り揃え，病棟の看護師が投与・観察するという，注射の一連の作業において，観察の段階におけるインシデントレポートが比較的多かった．

この理由としては，

・調剤業務では機械化や複数の薬剤師が同一あるいは異なる方法でダブルチェックし，誤りを極力減らす手段を採っている．しかし，観察業務は夜間の限られた人数による作業もあり，1人で目視確認する業務が多いこと，

・体動等の患者の要因もあり，それを排除する対処もしているが，すべてを回避することができないこと，

・調剤などは比較的隔離された環境で一定時間その作業に専念できるが，巡回時には注射の観察以外にも様々な作業があり，観察のみに専念できる環境ではないこと，

などが考えられる．

これは，処方指示から投与までの業務フローモデルを作成し，分析した結論の一つである．これらの業務フローモデルに関しては『業務フローモデルを用いた薬剤業務の質保証—入院注射業務の比較・検討—』（篠原出版新社）に掲載したので，参考にしていただきたい．

本書では，このような経緯から，看護師の巡回中に行われる観察業務に焦点を当てて業務フローモデルを開発した上でモデル技術を使って比較・分析したので，その結果を紹介する．

2.2 前提

(1) 協力病院の施設概要

本書に掲載する業務フローモデルは実際の病院の業務をもとに作成している．業務プロセスはその前提となる病院の規模，設備，体制，情報システムの使用状況等によって異なる．参考に，各病院の施設概要を表2.1に提示する．

(2) 用語

本書で使用する用語を表2.2に示す．なお，本書では入院薬剤業務で使用する場合の扱いに限る．

表2.1　各病院の施設概要

		竹重病院	姫野病院	練馬総合病院	ひたちなか総合病院
施設概要	病床数(床)	72	140	224	302
	病棟数(棟)	2	4	4	9
	診療報酬算定	出来高(10:1)	DPC(7:1)	DPC(10:1)	DPC(7:1)
	常勤医師(人)	7	12	46	92
	薬剤師(人)	2.3	10	16	22
	薬剤助手(人)	1	5.5	2.5	1
	看護師(人)	39	158	179	322
	看護助手(人)	7	26	14	38
	外来処方	院外(94%)	院内	院外(97.5%)	院外(92%)
	外来処方箋(枚数/日)	73.5	104.6	263.8	376
	入院処方箋(枚数/日)	20	80.9	104.9	140
	入院注射箋(枚数/日)	5.8	80.8	231.8	127
システム状況		・紙カルテ ・調剤支援システム	・電子カルテ	・電子カルテ ・調剤支援システム	・電子カルテ ・調剤支援システム
薬剤師当直		無	無	無	有
看護方式		プライマリナーシング	プライマリナーシング	固定チームナーシング	固定チームナーシング

表2.2　本書で使用している用語

用語	定義／概要
定時処方	定められた時刻迄に指示する処方．通常，投与前日の午後に設定することが多い．調剤した後，定められた時刻に病棟や保管場所等に一括搬送する．
臨時処方（時間内）	調剤担当者の調剤業務時間内で，定時処方の締切時刻後に指示する処方．一般的に，処方箋毎に随時個別に調剤・監査・搬送する．
臨時処方（時間外）	調剤担当者の調剤業務時間外に調剤／取り揃えの必要のある処方．本書では薬剤師がおらず，看護師が取り揃える場合である．薬剤師の事前の調剤や監査はない．
臨時処方（緊急時）	本書では，口頭指示に基づく投与を示す．事後に処方箋を発行する等の処理を行うことがある．
注射ラベル	患者名と1施用ごとの処方内容等を記載したラベル．施行する注射薬（ボトル等）に貼付する．
処方監査	医師の処方が適切かどうか，薬剤師が患者情報・薬歴・添付文書等の情報をもとに確認する．
調剤監査	調剤した薬剤と処方箋の内容を照合し，同一であることを確認する．
患者別セット	1患者の1日分の薬剤を容器（トレイ等）に準備する．
薬剤カートセット	患者別にセットした複数の入れ物（トレイ等）をカートに準備する．
ダブルチェック	誤りの低減を目的に，1人または複数の担当者が同じ方法または別の方法で2度確認する．
読み合わせ	2人1組でする行為で，一方が記載内容を読み上げ，他方が聞いた内容と記載内容またはモノを目視で照合する作業．処方箋と薬剤の照合等に用いる．
薬局システム（薬局Sys）	薬局システムまたは調剤支援システム．処理範囲は様々であるが，主に薬剤師の薬学的判断や処方監査および調剤作業を支援するシステム．
アシストシート（アシストS）	ワークシートの一つで，竹重病院で使用する固有の帳票．処方箋情報に加え，患者の禁忌／アレルギー等の情報，検査に基づく最大投与量・日数等を印字する．
筋／静／点表	ワークシートの一つで，姫野病院で使用する固有の帳票．病棟別に各患者の処方内容を印字する．看護師への注意事項伝達や病棟での作業予定の記入に使用．
SPD	Supply Processing and Distributionの略で物流管理業務のこと．本書では物流専門担当者（SPD担当者）を含む設備・体制を示す．
BCR	バーコードリーダー（Bar Code Reader）の略でバーコード読み取り装置．読み取った情報をコンピュータシステムの保持する最新処方情報等と突き合わせる処理等に使用．

2.3 業務フローモデル

看護師による定期的な患者巡回中の，点滴投与後の観察業務に関して，開発した協力4病院の業務フローモデルを示す．これらの業務フローモデルは，実際に業務を行っている看護師が参加して作成した．

（1）スコープ

巡回時に行う観察業務．

看護師による点滴投与開始ならびにその直後の観察が終了した後から投与が終了するまでの間に行う巡回業務中の観察業務を示す．

自然落下による注射のみを対象とし，輸液ポンプやシリンジポンプ等を用いた投与は含まない．また，主ルートからの単独投与時に限り，他のルートからの同時投与がある場合を含まない．

（2）前提条件

業務プロセスを実行する前提となる環境（体制，設備，情報システムの使用状況等は病院毎に異なる．これらの環境については**表2.1**に示す．

（3）アクティビティ図

各病院の業務プロセスを記載したアクティビティ図を**図2.1**〜**図2.4**に示す．

A. 竹重病院の業務フローモデル

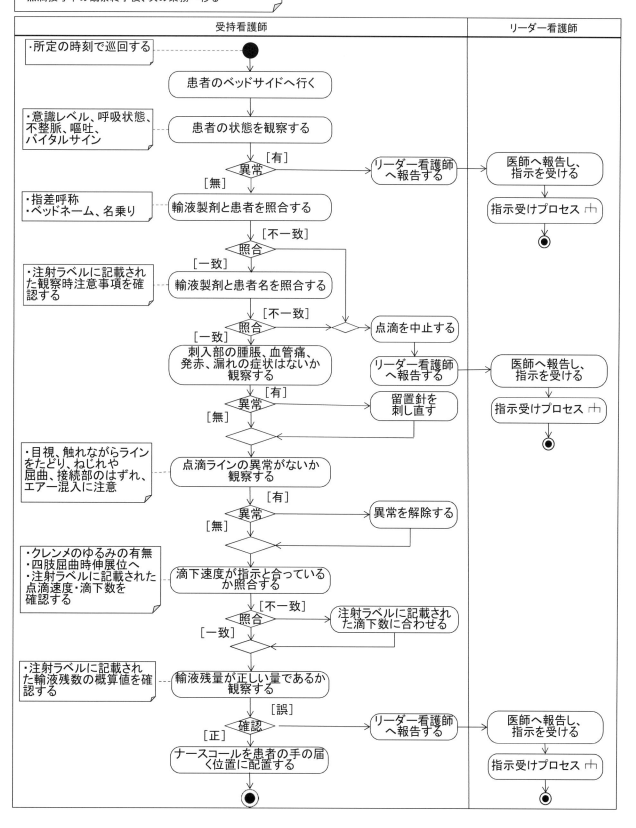

図2.1　竹重病院の業務フローモデル（観察業務）

B. 姫野病院の業務フローモデル

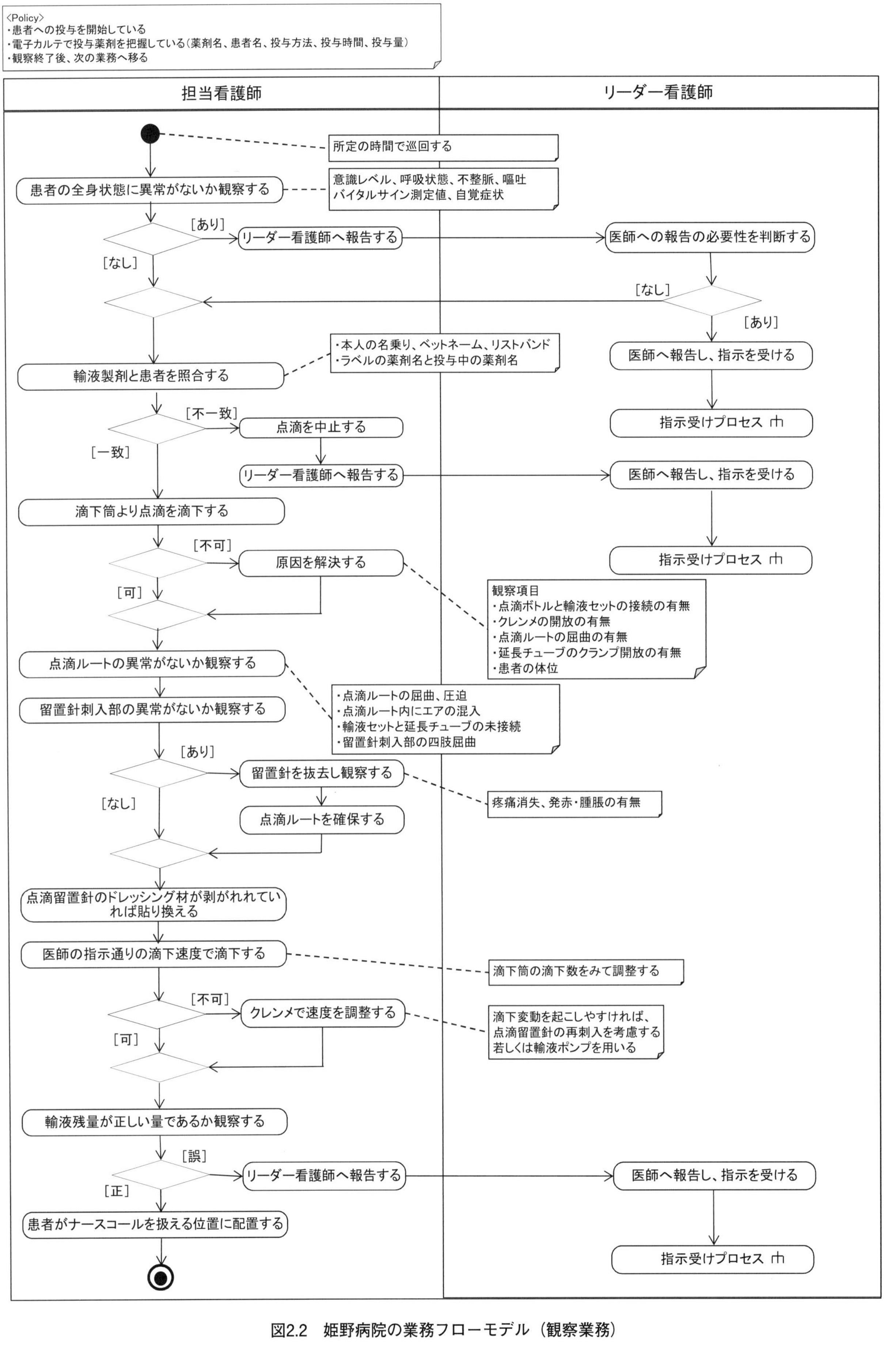

<Policy>
・患者への投与を開始している
・電子カルテで投与薬剤を把握している（薬剤名、患者名、投与方法、投与時間、投与量）
・観察終了後、次の業務へ移る
担当看護師
リーダー看護師
所定の時間で巡回する
患者の全身状態に異常がないか観察する
意識レベル、呼吸状態、不整脈、嘔吐
バイタルサイン測定値、自覚症状
[あり]
リーダー看護師へ報告する
医師への報告の必要性を判断する
[なし]
[なし]
[あり]
医師へ報告し、指示を受ける
・本人の名乗り、ベットネーム、リストバンド
・ラベルの薬剤名と投与中の薬剤名
輸液製剤と患者を照合する
指示受けプロセス
[不一致]
点滴を中止する
[一致]
リーダー看護師へ報告する
医師へ報告し、指示を受ける
滴下筒より点滴を滴下する
[不可]
原因を解決する
指示受けプロセス
[可]
観察項目
・点滴ボトルと輸液セットの接続の有無
・クレンメの開放の有無
・点滴ルートの屈曲の有無
・延長チューブのクランプ開放の有無
・患者の体位
点滴ルートの異常がないか観察する
留置針刺入部の異常がないか観察する
・点滴ルートの屈曲、圧迫
・点滴ルート内にエアの混入
・輸液セットと延長チューブの未接続
・留置針刺入部の四肢屈曲
[あり]
留置針を抜去し観察する
[なし]
疼痛消失、発赤・腫脹の有無
点滴ルートを確保する
点滴留置針のドレッシング材が剥がれれてい
れば貼り換える
医師の指示通りの滴下速度で滴下する
滴下筒の滴下数をみて調整する
[不可]
クレンメで速度を調整する
滴下変動を起こしやすければ、
点滴留置針の再刺入を考慮する
若しくは輸液ポンプを用いる
[可]
輸液残量が正しい量であるか観察する
[誤]
リーダー看護師へ報告する
医師へ報告し、指示を受ける
[正]
患者がナースコールを扱える位置に配置する
指示受けプロセス

図2.2　姫野病院の業務フローモデル（観察業務）

C.　練馬総合病院の業務フローモデル

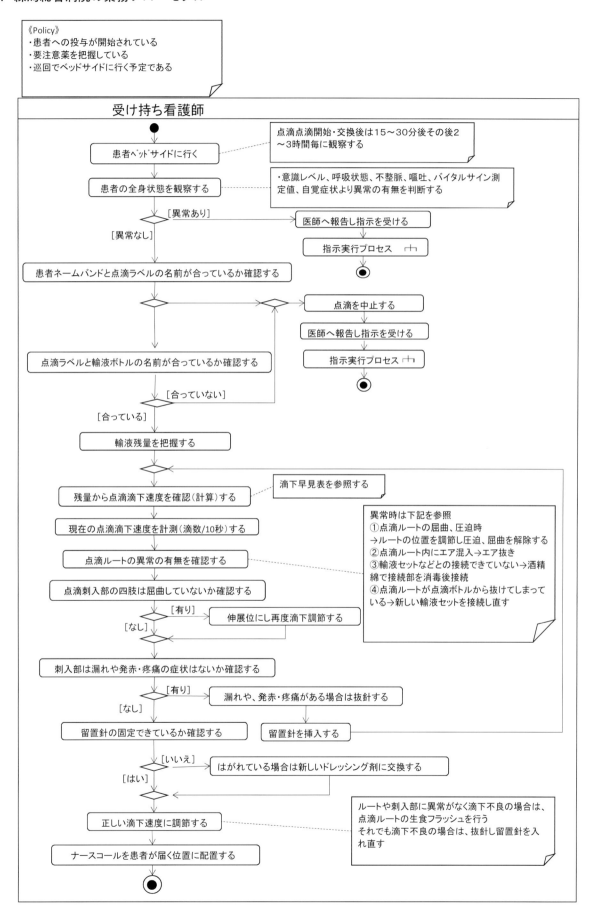

図2.3　練馬総合病院の業務フローモデル（観察業務）

D.ひたちなか総合病院の業務フローモデル

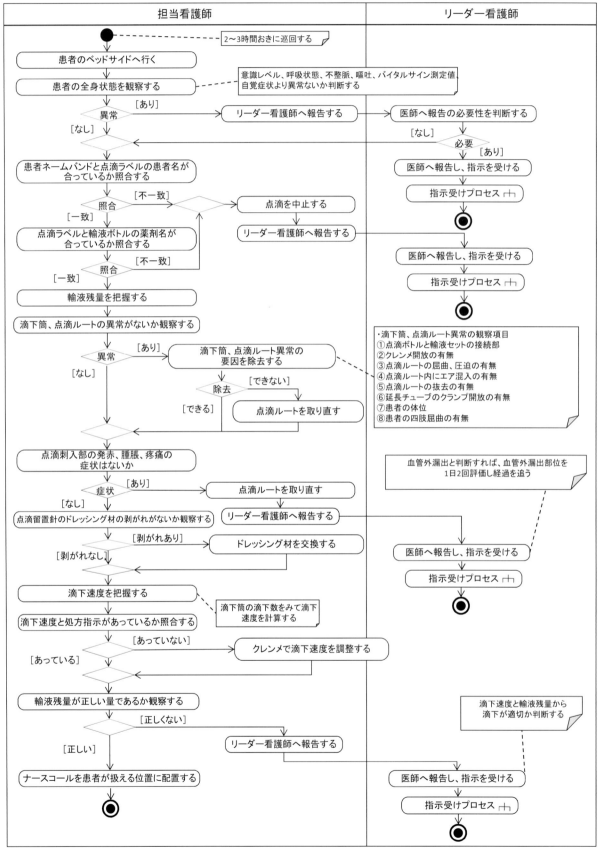

図2.4　ひたちなか総合病院の業務フローモデル（観察業務）

第3章 協力4病院の業務プロセスの比較

第2章では，業務フローモデルを用いて協力4病院の観察業務を可視化した．本章では，これらを比較できるようにまとめるためのモデル記法である，統合業務フローモデルを用いてこれらの4つの業務プロセスを比較し，その長所や短所を分析する．

3.1 統合業務フローモデル

統合業務フローモデルとは，筆者らが開発し，複数の業務フローモデルを比較・分析するために，それらのアクティビティ図を一つの図上に記述したものである．記法としては大枠ではアクティビティ図の記法を使用するが，モデル間の相違を表すためのノート（ここでは「病院別ノート」という）を有することが大きな特徴である．

また，今回の記述では，原則次の形で記載している．
・いずれかの病院が実施している業務はアクションとして記載する．
・注記事項等で各病院に共通するものは，共通ノートに記載する．
・注記事項等で各病院に固有のものは，病院別ノートに記載する．
・病院別ノートの背景色は通常薄灰色とするが，病院がそのアクションやノートの記述に該当しない場合は濃灰色にして区別する．
・物品や行為の名称は可能な限り一般名称で記述し，病院毎の固有名称が必要な場合には各病院のノートに記載する．

今回，作成した巡回における観察業務の統合業務フローモデルを図3.1に示す．観察業務の実施順については，各病院で差異が見られたが，統合業務フローモデルにおいては，代表的な観察順序

でアクションを記載し，次節でその順序について検討した．

また，観察業務の上流工程である処方から投与までの統合業務フローモデルは，昨年度の研究報告書として出版した『業務フローモデルを用いた薬剤業務の質保証—入院注射業務の比較・検討—』（篠原出版新社）に掲載したが，本書でも別添として巻末に掲載したので参考にしていただきたい．

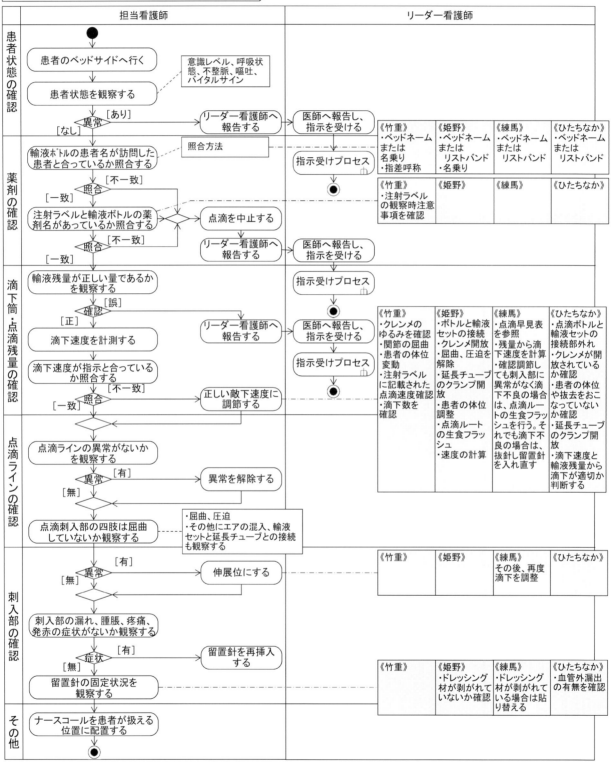

《Policy》
・患者に投与を開始している
・要注意薬を把握している
・所定の時刻に巡回でベッドサイドに行く
・点滴観察終了前または後の巡回時に、他の業務をする

	担当看護師	リーダー看護師

患者状態の確認

患者のベッドサイドへ行く

患者状態を観察する — 意識レベル、呼吸状態、不整脈、嘔吐、バイタルサイン

異常 [あり] → リーダー看護師へ報告する → 医師へ報告し、指示を受ける

[なし]

薬剤の確認

輸液ボトルの患者名が訪問した患者と合っているか照合する — 照合方法

指示受けプロセス

《竹重》	《姫野》	《練馬》	《ひたちなか》
・ベッドネームまたは名乗り ・指差呼称	・ベッドネームまたはリストバンド ・名乗り	・ベッドネームまたはリストバンド	・ベッドネームまたはリストバンド

照合 [不一致]

[一致]

注射ラベルと輸液ボトルの薬剤名があっているか照合する → 点滴を中止する

《竹重》	《姫野》	《練馬》	《ひたちなか》
・注射ラベルの観察時注意事項を確認			

照合 [不一致] → リーダー看護師へ報告する → 医師へ報告し、指示を受ける

[一致]

滴下筒・点滴残量の確認

輸液残量が正しい量であるかを観察する

指示受けプロセス

確認 [誤] → リーダー看護師へ報告する → 医師へ報告し、指示を受ける

[正]

滴下速度を計測する

指示受けプロセス

滴下速度が指示と合っているか照合する

照合 [不一致] → 正しい敵下速度に調節する

[一致]

《竹重》	《姫野》	《練馬》	《ひたちなか》
・クレンメのゆるみを確認 ・関節の屈曲 ・患者の体位変動 ・注射ラベルに記載された点滴速度確認 ・滴下数を確認	・ボトルと輸液セットの接続 ・クレンメ開放 ・屈曲、圧迫を解除 ・延長チューブのクランプ開放 ・患者の体位調整 ・点滴ルートの生食フラッシュ ・速度の計算	・点滴早見表を参照 ・残量から滴下速度を計算 ・確認調節しても刺入部に異常がなく滴下不良の場合は、点滴ルートの生食フラッシュを行う。それでも滴下不良の場合は、抜針し留置針を入れ直す	・点滴ボトルと輸液セットの接続部外れ ・クレンメが開放されているか確認 ・患者の体位や抜去をおこなっていないか確認 ・延長チューブのクランプ開放 ・滴下速度と輸液残量から滴下が適切か判断する

点滴ラインの確認

点滴ラインの異常がないかを観察する

異常 [有] → 異常を解除する

[無]

点滴刺入部の四肢は屈曲していないか観察する — ・屈曲、圧迫・その他にエアの混入、輸液セットと延長チューブとの接続も観察する

刺入部の確認

異常 [有] → 伸展位にする

《竹重》	《姫野》	《練馬》	《ひたちなか》
		その後、再度滴下を調整	

[無]

刺入部の漏れ、腫脹、疼痛、発赤の症状がないか観察する

症状 [有] → 留置針を再挿入する

[無]

留置針の固定状況を観察する

《竹重》	《姫野》	《練馬》	《ひたちなか》
	・ドレッシング材が剥がれていないか確認	・ドレッシング材が剥がれている場合は貼り替える	・血管外漏出の有無を確認

その他

ナースコールを患者が扱える位置に配置する

図3.1　観察業務に関する統合業務フローモデル

3.2　統合業務フローモデルに基づく分析

統合業務フローモデル（**図3.1**）で示すように，観察の業務プロセスでは，安全を確保するために様々の作業をしている．これらには，

・要注意薬に関する安全性の確保

・投与速度の設定と維持

・その他

に関するものがあり，以下に述べる．

なお，これらは，必ずしも協力4病院のすべてで採用されているわけではない．

（1）要注意薬に関する安全性の確保

注射薬のうち，それぞれの特性から特に注意を要する注射薬すなわち「要注意薬」に関しては，その扱いや問題があった際の対応に，特段の配慮が求められる．

a）要注意薬の設定

医療法施行規則により，各医療機関は医薬品に係る安全管理に関する業務手順書の作成が義務付けられており，各医療機関が独自に要注意薬を設定する必要がある．

その際，平成18年度厚生労働科学研究「医薬品等の安全管理体制の確立に関する研究」の中の「特に安全管理が必要な医薬品（要注意薬）」＜注射薬に関する特記事項＞（**表3.1**）が参考になる．

観察業務に関して言えば，これらのうち，「1.心停止等に注意が必要な医薬品」及び「2. 呼吸抑制に注意が必要な医薬品」に関しては投与速度の管理が，また「4. 漏出により皮膚障害を起こす注射薬」に関しては刺入部の観察が重要となる．

b）要注意薬の一覧表化

要注意薬の一覧表を示す（**表3.2**）．病棟に掲示し，手順書等に綴じ込み，または，電子カルテシステム内に掲載して，観察業務の際に，適宜病棟看護師が参照する．

c）インシデント発生時の対処方法の記載

要注意薬を一覧化するだけではなく，問題が発生した場合に，確認事項，対処方法，その後の観察時の注意を記載する等，具体的内容を加えて情報提供する例を提示する（**図3.2**）．

表3.1　特に安全管理が必要な医薬品（要注意薬）の注射薬に関する特記事項の例

```
＜注射薬に関する特記事項＞
1．心停止等に注意が必要な医薬品
     ○カリウム製剤
     ○抗不整脈薬
2．呼吸抑制に注意が必要な注射薬
     ○筋弛緩薬
     ○麻酔導入・鎮静薬、麻薬、非麻薬性鎮痛薬、抗てんかん薬等
3．投与量が単位（Unit）で設定されている注射薬
     ○インスリン製剤
     ○ヘパリン製剤
4．漏出により血管障害を起こす注射薬
     ○壊死性抗悪性腫瘍薬
     ○強アルカリ性薬剤
     ○その他（メシル酸ガベキサート、他）
```

表3.2　要注意薬の一覧表の例

特に安全管理が必要な医薬品（要注意薬）

1　投与量等に注意が必要な医薬品

○　抗てんかん薬	フェノバルビタール, フェニトイン, カルバマゼピン, レベチラセタム, ・・・
○　ジギタリス製剤	メチルジゴキシン, ジゴキシン
○　テオフィリン製剤	テオフィリン, アミノフィリン
○　糖尿病治療剤（内服薬）	グリメピリド, グリベンクラミド, ミチグリニド, シダグリプチン, ピオグリタゾン, ・・・
○　糖尿病治療剤（注射薬）	インスリンアスパルト, インスリングラルギン, リラグリチド, ・・・
○　抗がん剤（内服薬）	エストラムスチン, フルタミド, カペシタビン, イマチニブ, ゲフィチニブ, ・・・
○　抗がん剤（注射薬）	ドセタキセル, パクリタキセル, ゲムシタビン, シスプラチン, エトポシド, ・・・
○　免疫抑制剤	シクロスポリン, タクロリムス, インフリキシマブ, プレドニゾロン, ・・・
○　血液凝固阻止薬	ワルファリン, ダビガトラン, エドキサバン, リバーロキサバン, ・・・
○　精神神経用薬	ハロペリドール, クエチアピン, レボメプロマジン, リスペリドン, ・・・

2　休薬期間の設けられている医薬品や服薬期間の管理が必要な医薬品

○　抗がん剤（内服薬）	テガフール・ギメラシル・オテラシル, カペシタビン, ・・・

3　併用禁忌や多くの薬剤との相互作用に注意を要する医薬品

○　CYP3A4による代謝, 他	イトラコナゾール, ワルファリンカリウム, ・・・

4　特定の疾病や妊婦等に禁忌である医薬品・とりわけ注意が必要な医薬品

乳歯エナメル質染色	ミノサイクリン
催奇形性	エトレチナート
羊水過少・胎児低血圧・呼吸障害・死亡	カプトプリル, エナラプリル, ・・・
催奇形性	ワルファリンカリウム, ダナゾール, フェニトイン, ・・・
催奇形性・流早産	ミソプロストール, 風疹ワクチン, ・・・

5　重篤な副作用回避のために、定期的な検査が必要な医薬品

投与開始後2ヵ月間　2週に1回	クロピドグレル, チアマゾール
投与開始後6ヶ月間　肝機能検査	ベンズブロマロン
投与開始, 増量時～12週　肝機能検査	アトルバスタチン
血中脂質値を定期的に検査	ベザフィブラート, フェノフィブラート, ・・・

血管外漏出に注意すべき薬剤

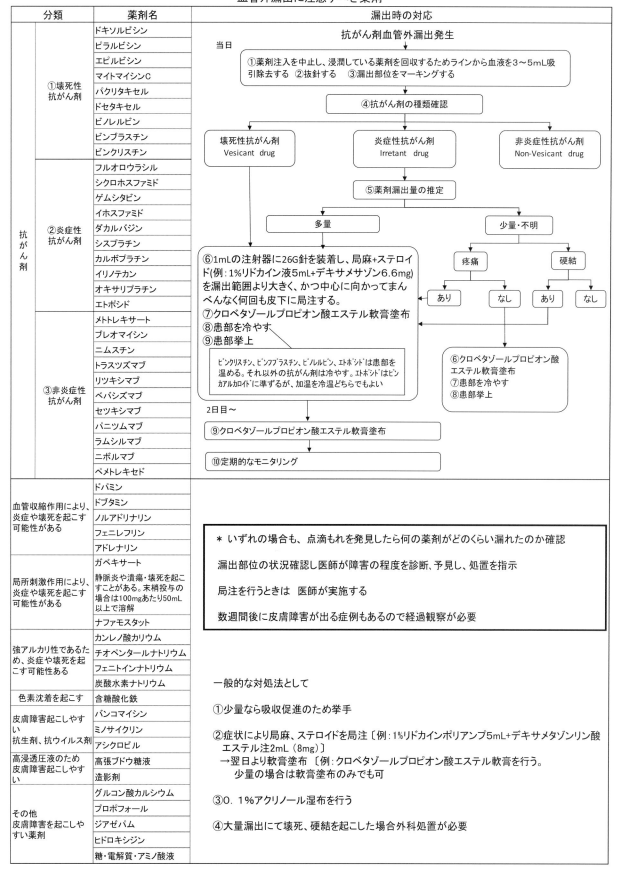

分類			薬剤名	漏出時の対応

（本表および対応フローは図として掲載）

血管外漏出に注意すべき薬剤

分類	薬剤名
①壊死性抗がん剤	ドキソルビシン
	ピラルビシン
	エピルビシン
	マイトマイシンC
	パクリタキセル
	ドセタキセル
	ビノレルビン
	ビンブラスチン
	ビンクリスチン
②炎症性抗がん剤	フルオロウラシル
	シクロホスファミド
	ゲムシタビン
	イホスファミド
	ダカルバジン
	シスプラチン
	カルボプラチン
	イリノテカン
	オキサリプラチン
	エトポシド
③非炎症性抗がん剤	メトトレキサート
	ブレオマイシン
	ニムスチン
	トラスツズマブ
	リツキシマブ
	ベバシズマブ
	セツキシマブ
	パニツムマブ
	ラムシルマブ
	ニボルマブ
	ペメトレキセド
血管収縮作用により、炎症や壊死を起こす可能性がある	ドパミン
	ドブタミン
	ノルアドリナリン
	フェニレフリン
	アドレナリン
局所刺激作用により、炎症や壊死を起こす可能性がある	ガベキサート
	静脈炎や潰瘍・壊死を起こすことがある。末梢投与の場合は100mgあたり50mL以上で溶解
	ナファモスタット
強アルカリ性であるため、炎症や壊死を起こす可能性ある	カンレノ酸カリウム
	チオペンタールナトリウム
	フェニトインナトリウム
	炭酸水素ナトリウム
色素沈着を起こす	含糖酸化鉄
皮膚障害起こしやすい抗生剤、抗ウイルス剤	バンコマイシン
	ミノサイクリン
	アシクロビル
高浸透圧液のため皮膚障害起こしやすい	高張ブドウ糖液
	造影剤
その他皮膚障害を起こしやすい薬剤	グルコン酸カルシウム
	プロポフォール
	ジアゼパム
	ヒドロキシジン
	糖・電解質・アミノ酸液

漏出時の対応（フロー）

抗がん剤血管外漏出発生

当日
①薬剤注入を中止し、浸潤している薬剤を回収するためラインから血液を3〜5mL吸引除去する　②抜針する　③漏出部位をマーキングする

④抗がん剤の種類確認

壊死性抗がん剤　Vesicant drug ／ 炎症性抗がん剤　Irretant drug ／ 非炎症性抗がん剤　Non-Vesicant drug

⑤薬剤漏出量の推定

多量 ／ 少量・不明（疼痛 あり・なし、硬結 あり・なし）

⑥1mLの注射器に26G針を装着し、局麻+ステロイド(例：1%リドカイン液5mL+デキサメサゾン6.6mg)を漏出範囲より大きく、かつ中心に向かってまんべんなく何回も皮下に局注する。
⑦クロベタゾールプロピオン酸エステル軟膏塗布
⑧患部を冷やす
⑨患部挙上

ビンクリスチン、ビンブラスチン、ビノレルビン、エトポシドは患部を温める。それ以外の抗がん剤は冷やす。エトポシドはビンカアルカロイドに準ずるが、加温を冷温どちらでもよい

⑥クロベタゾールプロピオン酸エステル軟膏塗布
⑦患部を冷やす
⑧患部挙上

2日目〜
⑨クロベタゾールプロピオン酸エステル軟膏塗布
⑩定期的なモニタリング

＊ いずれの場合も、点滴もれを発見したら何の薬剤がどのくらい漏れたのか確認

漏出部位の状況確認し医師が障害の程度を診断、予見し、処置を指示

局注を行うときは　医師が実施する

数週間後に皮膚障害が出る症例もあるので経過観察が必要

一般的な対処法として

①少量なら吸収促進のため挙手

②症状により局麻、ステロイドを局注〔例：1%リドカインポリアンプ5mL+デキサメタゾンリン酸エステル注2mL（8mg）〕
　→翌日より軟膏塗布〔例：クロベタゾールプロピオン酸エステル軟膏を行う。
　　少量の場合は軟膏塗布のみでも可

③0.1%アクリノール湿布を行う

④大量漏出にて壊死、硬結を起こした場合外科処置が必要

図3.2　具体的な要注意薬の情報提供の例

d）保管場所への注意喚起情報の掲示

b）に述べたように要注意薬を一覧表にしても，日常業務の中で参照することは困難な場合が多い．そこで，要注意薬に関する注意事項を病棟在庫の棚ラベルに記載し，看護師が薬品を取り出す際に自然に注意を喚起する工夫をしている（**図3.3**）．

e）注射ラベルへの注意喚起情報の記載

注射ラベルに注意喚起を促す表示をし，巡回の度に参照できるようにする仕組みを示す（**図3.4**）．

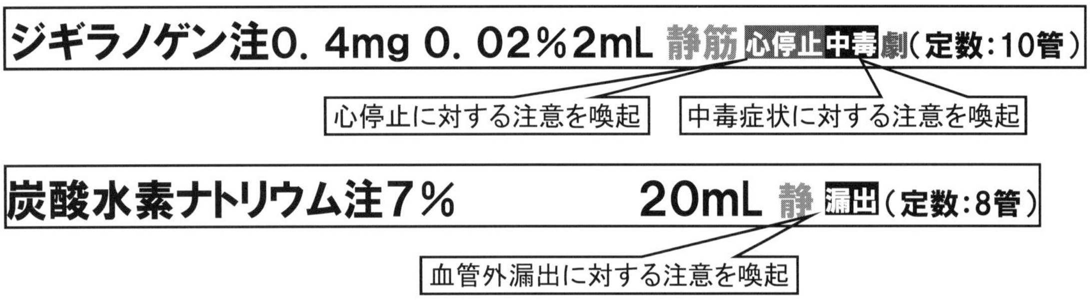

ジギラノゲン注0.4mg 0.02%2mL 静筋 心停止 中毒 劇（定数：10管）

心停止に対する注意を喚起　　　中毒症状に対する注意を喚起

炭酸水素ナトリウム注7% **20mL** 静 漏出（定数：8管）

血管外漏出に対する注意を喚起

図3.3　病棟在庫の棚ラベルに表示された要注意薬に関する注意喚起の例

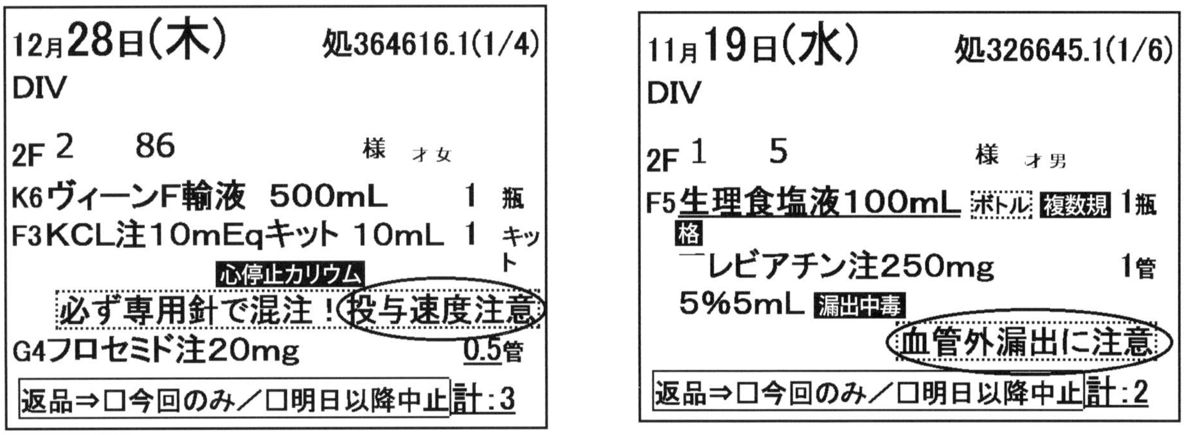

12月28日（木）	処364616.1(1/4)

DIV

2F 2　86　　　　　　様 才女

K6ヴィーンF輸液　500mL　　　1 瓶
F3KCL注10mEqキット 10mL 1 キット
　　　　心停止カリウム
必ず専用針で混注！投与速度注意
G4フロセミド注20mg　　　　0.5管
返品⇒□今回のみ／□明日以降中止 計：3

11月19日（水）	処326645.1(1/6)

DIV

2F 1　5　　　　　　様 才男

F5生理食塩液100mL ボトル 複数規格 1瓶
　　レビアチン注250mg　　　　1管
5%5mL 漏出中毒
　　　　　　血管外漏出に注意
返品⇒□今回のみ／□明日以降中止 計：2

図3.4　注射ラベル上で注意喚起する例

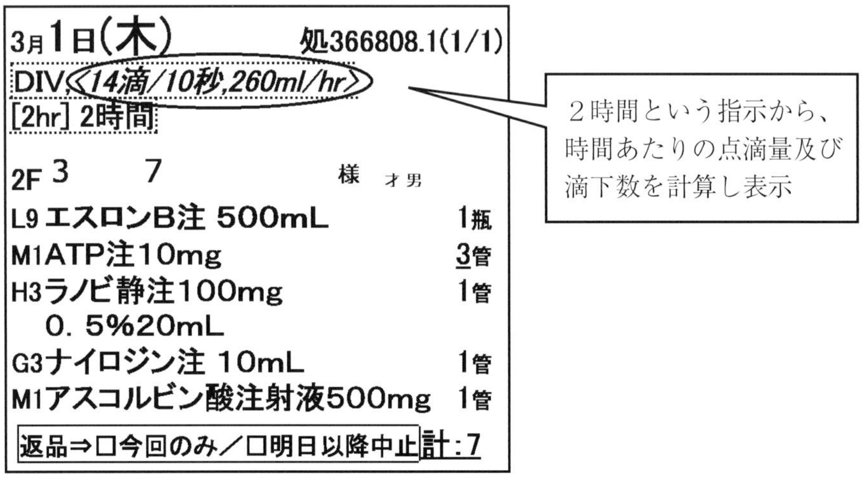

3月1日（木）	処366808.1(1/1)

DIV〈14滴/10秒,260ml/hr〉
[2hr] 2時間

2F 3　7　　　　　　様 才男

L9 エスロンB注 500mL　　　1瓶
M1ATP注10mg　　　　　　3管
H3ラノビ静注100mg　　　　1管
　　0.5%20mL
G3ナイロジン注 10mL　　　1管
M1アスコルビン酸注射液500mg 1管
返品⇒□今回のみ／□明日以降中止 計：7

2時間という指示から、時間あたりの点滴量及び滴下数を計算し表示

図3.5　注射ラベル上に滴下数を表記した例

表3.3 滴下数早見表（成人用ルートの場合）

1分間の輸液滴数 （1mL≒20滴）（ ）*医師確認

投与時間＼輸液量	50mL (滴/分)	100mL (滴/分)	200mL (滴/分)	250mL (滴/分)	500mL (滴/分)	850mL (滴/分)
30分	33	67	133	167	(333)*	(567)*
1時間	17	33	67	83	167	(283)*
2時間	8	17	33	42	83	142
3時間	4	11	22	28	56	94
4時間			17	21	42	71
21時間	1	2	3		8	13
22時間	1	2	3	4	8	13
23時間	1	1	3	4	7	12
24時間	1	1	3	3	7	12

注射ラベルは巡回の度に必ず看護師が目にするものであり，ここに情報を表示すれば看護師は注意事項を確認しながら観察業務を行なうことができる．また，巡回の都度，情報を読むため記憶に残りやすく，学習効果も高い．

(2) 投与速度の設定と維持

a）注射ラベルへの滴下数の記載

医師は通常，mL／時の単位で指示する．看護師が，クレンメで調整して滴下する場合，滴下数に換算する必要が生じる．滴下速度換算方法は，看護師毎に異なるので，端数の処理等も同じとは

言えない．このため，システムで計算した滴下数を注射ラベルに印字し，換算の手間を省き，看護師間のばらつきを減らす例もある（図3.5）．

近年，投与速度の計算は病棟薬剤業務の一つとされているが，この取り組みでも薬剤師の管理下に調剤支援システムに設定し，運用している．

b）滴下数早見表の作成

これらの滴下数の自動計算の他に，滴下数早見表を作成し，滴下数換算の負担を軽減する方法がある（表3.3）．その他，巡回の都度，再換算する手間を省くために，一度換算した結果を注射ラベ

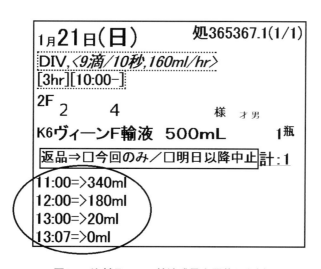

図3.6 注射ラベルに輸液残量を記載した例

抗生剤初回投与時の観察シート

処方医：●●　●●

●●　●●●　様　（　男　）７５　歳

ID：　12345678

初回投与日：平成29年10月16日

使用薬剤名：タゾピペ配合静注用4.5g

口外来　口手術室　口病棟（口2階 ・ 口3階 ・ 口4階 ・ ■5階）

	観察項目	開始時	5分後	終了時
局所反応	皮膚発赤	無	無	無
	膨疹	無	無	無
	疼痛	無	無	無
	搔痒感	無	無	無
全身反応	しびれ感	無	無	無
	頭痛	無	無	無
	頻脈	無	無	無
	不快感	無	無	無
	口内・咽頭部異常感	無	無	無
	咳嗽	無	無	無
	喘鳴	無	無	無
	発汗	無	無	無
	悪寒	無	無	無
その他（　　　　）		無	無	無
その他（　　　　）		無	無	無
観察者名				

《抗生剤使用の手順》
1　抗生剤問診票(薬剤アレルギーに関する質問票)の有無を確認する。
→無しの場合、患者さんに問診票を記載してもらい処方医に確認する。
2　投与に際しては、必ずショック等に対する救急処置のとれる準備をしておく
3　投与開始から投与終了後まで、患者を安静の状態に保たせ、本シートに沿って経過を十分に観察して記録を残す
4　特に投与開始直後は注意深く観察する
5　患者観察項目で変化が見られる場合には、すぐに主治医(処方医)に報告する

図3.7　抗菌薬投与時の観察シートの例

ルなどに記載しておく方法もある．

c）注射ラベルへの輸液残量の記載

投与開始から巡回時までの投与速度が，指示通りであったかを確認するためには，巡回時の輸液残量が計算値と合っているかを確認する必要がある．負担軽減のために，輸液残量の推定を大雑把に済ましている場合も多い．そこで，計算上の輸液残量を迅速・的確に知るために，点滴ラベルに開始後，1時間毎の輸液残量の概算を印字する方法がある（**図3.6**）．この場合，規定の時間（点滴開始2時間後等）に訪室した際には，その時点の残量を計算することなく，適切かどうか判断できるので，規定の時間に訪室する強い動機となる．

（3）その他

a）観察シート

抗菌薬，輸血，血液製剤等の，投与に伴うショックおよびアナフィラキシー様症状の発現が稀にあることから，投与時の観察項目をガイドライン等で，観察シートとして具体的に示している．

観察シート上の観察頻度・観察項目に基づいて観察し，結果を記録する．

抗菌薬投与時の観察シートを示す（**図3.7**）．

b）観察順序

観察業務の統合業務フローモデルでは，「患者状態の確認」「薬剤の確認」「滴下筒・点滴残量の確認」「点滴ラインの確認」「刺入部の確認」「その他（患者がナースコールを扱える位置に配置する）」の順でアクションを記載しているが，協力4病院は必ずしもこの実施順序ではなかった．

ラインの上方（輸液バッグ・輸液瓶）から観察するか，下方（刺入部）から観察するかは病院毎に異なる．しかし，院内では，観察の順序を決めた方が，観察漏れが発生しにくくなる．

c）血管外漏出発生時の対応

統合業務フローモデルの「刺入部の確認」に対応する血管外漏出発見時の対応手順の例を示す．

【手順】

血管外に漏れた薬剤や患者状態を正確に情報共有するために，情報システムを用い，以下の手順で血管外漏出を観察，報告ならびに記録する．

①静脈・点滴注射による血管外漏出を発見した時は，直ちに投与を止めて抜針し，皮膚障害の内容を医師に報告する．

②電子カルテシステムの「血管漏出評価」【基本シート】・【評価シート】に入力する．

・【基本シート】には，漏れた薬剤名・漏出発見日・部位等を入力

・【評価シート】には，発赤・腫脹・大きさ等の観察項目を入力

③インシデント報告は，「抗がん剤・皮膚障害を起こしやすい薬剤」，「障害を起こすことが少ない薬剤でも大量に漏出した場合」の基準を満たす時に入力する．

・【基本シート】の下部に，皮膚障害を起こしやすい薬剤一覧を記載している．

④1日2回観察し，状態が悪化した場合は再度医師に報告する．

【基本シート】

NO.

	漏れた薬剤種類	漏れた薬剤名	
①	▼		W
②	▼		W
③	▼		W
④			W

漏出発見日　　　　　[　　　…] 　師長報告　　　[□済 □未]

漏出発見時間　　　　[　　　] 　主治医報告　　[□済 □未]

症状消失・観察終了日[　　　…] 　皮膚科コンサル[□要 □不要]

　　　　　　　　　　　　　　　写真撮影　　　[□済 □未]

部位　　　　　　　[　　　　　　　　　　　　] W

　　　　　　　　　悪化時 皮膚障害悪化報告書（下欄）入力

皮膚障害悪化報告（悪化時に記入）

　インシデント入力　　[□済]　悪化と評価した日 [　　…]

　師長報告　[□済 □未]　皮膚科コンサル[□要 □不要]

　主治医報告[□済 □未]　写真撮影　　[□済 □未]

図3.8a 【基本シート】入力表

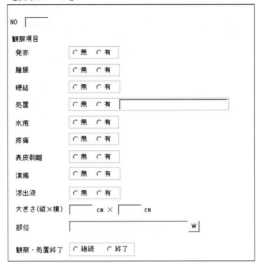

【評価シート】

NO.

観察項目

発赤　　　　　[○無 ○有]

腫脹　　　　　[○無 ○有]

硬結　　　　　[○無 ○有]

処置　　　　　[○無 ○有][　　　　　　　]

水疱　　　　　[○無 ○有]

疼痛　　　　　[○無 ○有]

表皮剥離　　　[○無 ○有]

潰瘍　　　　　[○無 ○有]

滲出液　　　　[○無 ○有]

大きさ(縦×横) [　]cm × [　]cm

部位　　　　　[　　　　　　　　]W

観察・処置終了 [○継続 ○終了]

図3.8b 【評価シート】入力表

皮膚障害を起こしやすい薬剤

　　【抗がん剤】/【造影剤】/【強アルカリ性薬】ソルダクトン・アシクロビン・デノシン・メイロン・フェジン・ラシックス
　　【血管収縮薬】アドレナリン・ノルアドレナリン・カタボンHi・ドブポン/【高浸透圧薬】マンニトール・ブドウ糖(20%以上)・ビーフリード
　　【電解質補正薬】KCL /【その他】アリプロスト・バンコマイシン・イントラリポス・プロポフォール

図3.8c 皮膚障害を起こしやすい薬剤一覧

第4章 統合業務フローモデルとインシデント

第3章で開発した統合業務フローモデルを，「行為の誤り」の防止の観点で活用するため，協力4病院で収集したインシデント報告をもとに，業務プロセスおよびアクションを分析した．

4.1 インシデント報告の性質

治療や看護の過程において，上流工程の行為の不具合（実施漏れを含む）が，下流工程の行為で検知されることがあり，（誤った）行為の実施までに至らずに済むこともある．また，不具合が発見されず実施に至った場合でも，注射（点滴）投薬業務のように時間がかかり，その経過を観察する機会がある業務においては観察工程で不具合を発見することも可能である*．

*不具合が発生した時期と，不具合が発生したことを認識した時期，不具合の影響が発生した時期，影響発生を認識した時期が必ずしも同時ではなく，それぞれの時期にずれがあることが多い．

さらに，複数の不具合が同時あるいは異時的に発生することがある．

これを検討する方法が，FMEA（故障モード影響解析）と特性要因図である．両者ともに，業務フローに基づいた手法である．別添で概要を解説する．詳細は，文献*を参照いただきたい．

インシデント報告書は，重大な影響をもたらす，あるいは，その可能性がある不具合を発見した場合に記載する．

次の二つの場合がある．

- （行為の実施者以外の）発見者が記載する報告
- （不具合が内在する）行為の実施者が記載する報告

不具合が必ずしも報告されるわけではない．し

たがって，網羅的に行為を記述した業務フロー図を活用して，どの行為に不具合が発生する可能性があるかを検討することは，医療安全確保の観点から有用である．

そこで，前章で作成した巡回中の観察に関する統合業務フローモデルを用いて，観察業務における不具合発生の可能性を検討した．

4.2 観察業務で発生し得る不具合

各アクション（行為）において考えられる不具合は，

- (1) 実施しない（未実施）
- (2) 誤った方法で実施する（誤実施）

の2通りである．さらに，(2) 誤実施に関しては，各アクション（行為）で複数考えられるが，複雑になるので，主な一つを記載した．これを観察業務の業務フローモデルに適用すると**図4.1**のようになる．

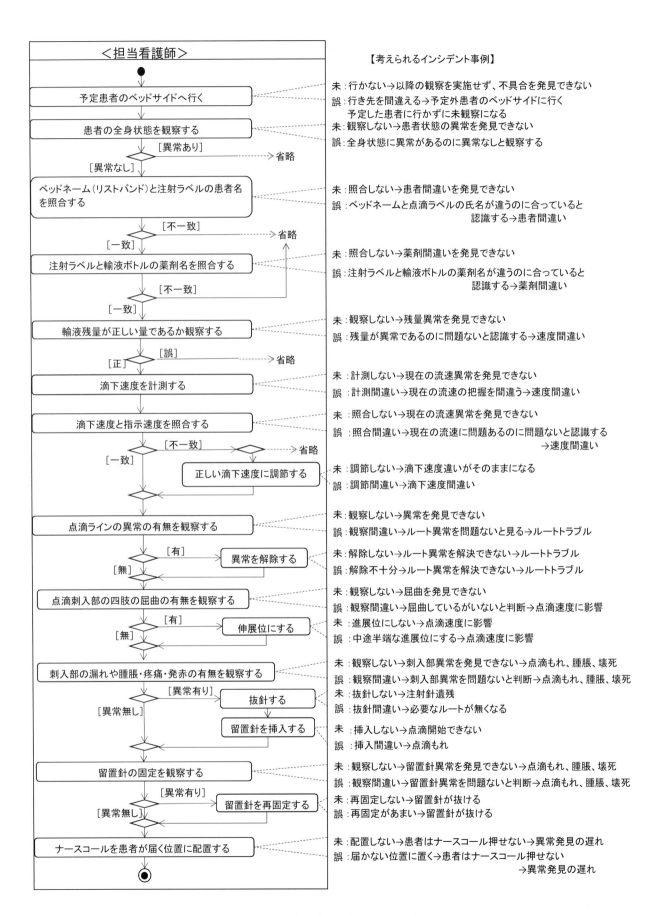

図4.1 観察業務で発生し得る不具合

表4.1　不具合に伴う影響

アクション（行為）	不具合		不具合による影響	
			業務への影響	患者への影響
患者ベッドサイドに行く	未実施	行かない	下流工程観察業務の全てが行われない	異常があった場合に発見が遅れる
	誤実施	予定外患者のベッドに行く（予定の患者ベッドには行かない）	予定患者の観察が抜ける　予定外患者を観察しようとする	異常があった場合に発見が遅れる（予定患者）特に影響は無い（予定外患者）
輸液残量が正しい量であるか観察する	未実施	輸液残量が正しい量であるか観察しない	・投与速度超過・過少　・投与終了時間のずれ（早く，遅く）・その他	心負荷・浮腫・悪心等の可能性
	誤実施	量が異常であるのに問題ないと認識する		
滴下速度を計測する	未実施	滴下速度を計測しない		
	誤実施	滴下速度の計測を間違える		
滴下速度と指示速度を照合する	未実施	滴下速度と指示速度を照合しない		
	誤実施	現在の滴下速度と指示速度が異なるのに問題ないと認識する		
正しい滴下速度に調節する	未実施	正しい滴下速度に調節しない		
	誤実施	滴下速度間違い		

（1）不具合による影響

図4.1の観察業務で発生し得る不具合に伴う影響を表4.1に示す.

（2）その他の影響

a）看護師の判断アクション

看護師の「判断アクション」→「対応アクション」が連続している.

担当看護師の各アクションでの判断に誤りがあると適切な対応ができないため，インシデント発見の遅れに繋がる.

b）異常の大きさの影響

「刺入部の漏れ腫脹・疼痛・発赤の有無を観察する」のアクションでは看護師の判断が影響するが，異常の大きさが看護師の判断に影響を与える可能性がある.

以上，統合業務フローモデルから観察業務のアクションの抜けや間違いが与える影響を提示した.点滴投与中に不具合・異常が発生した場合でも，観察業務が徹底していれば，患者への影響を未然に防止する，あるいは，最小限に留めることが可能である.

観察業務の重要性を再認識する必要がある.

4.3　インシデント対策

「投与速度超過・過少」のインシデント発生要因には，観察業務の複数のアクションが存在する（表4.1）.どのアクションが抜けやすいか，どこで間違いやすいか，その結果が患者状態に重大な影響を及ぼすかを考えて，対策を検討する必要がある.図4.1観察業務で発生し得る不具合で示したアクションに起因すると考えられるインシデント事例から，「投与速度超過・過少」インシデント対策として，「患者ベッドサイドへ行く」「輸液残量を予定残量と照合する」から「点滴速度の調節」に至る工程の①アクション未実施の回避と，②アクションを確実に実施することが必要である.

現場では，前章に示したように，患者状態に重大な影響を及ぼす薬剤（要注意薬）に対して観察シートなどを用いて業務を確実に行う対策を実施している.その反面，注意喚起していない輸液などの薬剤で「投与速度超過・過少」インシデントが発生しているが，患者への重大な影響を及ぼす事例には繋がっていない.

クレンメ調節による自然落下の点滴では，患者の体動による点滴速度の変化が発生しやすく，点滴速度を一定に維持することが困難である.

各アクションの未実施や誤実施は「投与速度超過・過少」「点滴漏れ」の発見の遅れに繋がるため，体動が予測される患者では点滴速度の変化を想定して，観察業務の各アクションを確実に行い，異常が見つかれば，要因を除去して点滴速度を調節する．

患者毎の状態の評価と，細かい判断を伴う観察業務においては，看護師個々の経験と力量に頼ることなく，基本的な現場教育が必要である．

さらに，巡回では，薬剤投与観察業務以外にも実施すべき複数の業務がある（**図4.2**）．看護師は患者訪室時に優先して対応すべき業務がある場合，点滴投与中の観察業務が後回しとなり，抜けて未実施となる可能性がある．担当患者の巡回を始めるときに，点滴投与中の観察だけを「まとめて先に行う」ことができれば，集中して残量や流速を計算できる．さらに，残量からの流速を効率良く間違いなく計算するために，滴下数早見表の使用を推奨できる．（3.2 統合業務フローモデルに基づく分析 参照）

また，各病院の業務フロー図には，一部の薬剤を除いて，観察項目ごとに実施を記載するアクションは存在しない．したがって，アクションを追跡する仕組み（トレーサビリティ）がない．手元に巡回すべき患者の時系列観察記録シートがあれば，一人ずつ点滴投与中の観察項目の異常の有無を記入し，観察項目の未実施を防ぐことができる．速度管理が必要な薬剤の場合，患者バイタル記録シートや経過表に残量や計算した流速を記載することで，アクションを確実に実施できる．

しかし，現実には，点滴中の患者ごとに観察記録シートへの記載は困難であり，活用していた観

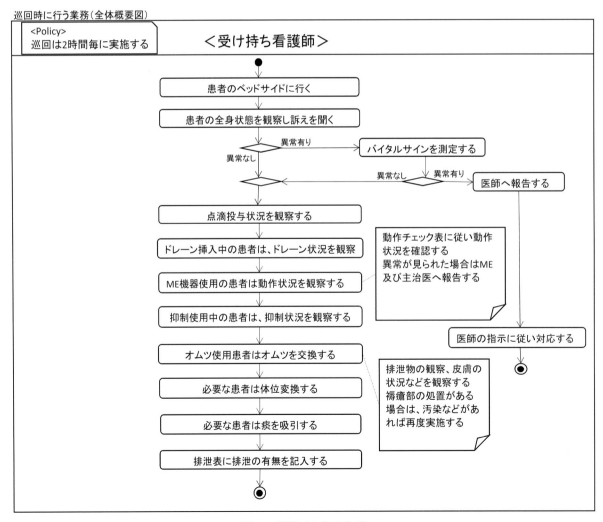

図4.2 巡回時に行う作業

察記録シートを廃止した病院もある．今後，注射薬混注時やベッドサイド3点認証等で活用しているBCR（バーコードリーダー）による観察記録の自動化の仕組みや，電子カルテに点滴残量を入力すると点滴速度が自動計算される仕組みなどが開発・導入されれば，観察業務中の投与指示との照合の単純化も可能になり，観察業務の効率化と確実な投与と実施記録の実現，さらには点滴業務全体の安全性の向上に繋がると考える．

第**5**章　投薬業務の種類毎の比較

本章では，複数の業務プロセス（定時・臨時等のタイミングによるものや特殊な薬剤）に関して，病院間のおおまかな違いを比較・検討する．

統合業務フローモデルは，業務プロセスをアクションレベルで詳細に比較・検討するには有用なモデルである．しかし，業務の流れを俯瞰的に比較・検討する方法として，筆者らは簡易業務フローモデルを開発して，提案している．

5.1　簡易業務フローモデル

(1) 簡易業務フローモデルの目的と概要

アクティビティ図は，縦軸に時間経過，横軸にオブジェクト／ロールを配置した2次元の図であるため，多くのモデルを比較・検討することには不向きである．そこで，筆者らは俯瞰的に比較するための手法として簡易業務フローモデルを開発

表5.1　簡易業務フローモデルにおけるロールの表記響

表記	部署	職種	ロール
●	診療部門	医師	処方医
C		メディカルクラーク	メディカルクラーク
L	看護部門	看護師	リーダー
P			担当
F			フリー
A			補助者
a			(a, b, c, …:複数の看護師を区別するため)
●			その他(区別しない場合)
A		看護助手	看護助手
M	薬剤部門	薬剤師	払出担当
P			調剤担当
E			監査担当
S			病棟担当
N			麻薬管理者
A			補助者
a			(a, b, c, …:複数の薬剤師を区別するため)
●			その他(区別しない場合)
A		薬剤助手	薬剤助手
S	その他	SPD	SPD 担当者
●		その他	事務員，警備員 等

※同一職種の複数のアクターが存在し，それを区別する場合は中心に役割を示す頭文字または連続したアルファベット（a, b, c, …）を記す．

表5.2　簡易業務フローモデルにおけるその他の記法

表記	機能	説明
☆☆	実施の記録	捺印や実施入力等の証拠を残す行為を行うロールに付す
--->	行為の順序	行為の区分が行われる順序を示す
[̄: ̄]	同時作業	複数のロールが同時にまたは協調して行う作業

した.

　簡易業務フローモデルでは業務プロセスの主な流れを比較・検討することを目的に，ロールを記号化して，ほぼ時間軸のみの1次元で業務プロセスを表現できるようにしたものである．分岐や合流等の流れを記述する場合もあるが，横方向（時間軸以外の方向）の表現は最小限にとどめ，時間経過を中心に縦方向のみで表現する．

　なお，簡易業務フローモデルは業務フローモデルを作成した後，そのアクティビティをアクション群の軸（23区分）で区切り，さらにロールを記号化して作成するが，ここでは業務フローモデルの記載は省略する．

表5.3　基準として設定した23区分

No.	区分
1.	処方指示
2.	処方箋・ラベル発行1
3.	内容確認（看護師）
4.	処方監査
5.	処方箋・ラベル発行2
6.	調剤／取り揃え
7.	患者別セット
8.	ラベル貼付（薬局）
9.	調剤監査
10.	薬剤カートセット
11.	薬剤搬送
12.	受取
13.	確認・照合
14.	ラベル貼付・記入
15.	ミキシング
16.	ルートセット
17.	患者別準備
18.	ベッドサイド搬送
19.	患者説明
20.	患者・薬剤確認
21.	ルート確保
22.	投与・観察
23.	後処理

※「処方箋・ラベル発行1」「同2」は病院の運用パターンによってその配置が大きく分かれる．そこで，複雑な表示を避けるために同じ区分を2箇所に設けた．

（2）ロールの記号化

　入院注射業務を，

　・どの部署が管轄しているか，

　・部署内でどの程度，業務を委譲しているか，

の二つの観点から大局的に把握できるように，ロールの所属部署により色を変え，また部署内でも有資格者と無資格者とでロールを分けた．

　投薬業務で使用する主要なロール（**表5.1**）とその記法（**表5.2**）を示す（今回の簡易業務フローモデルでは使わないものを含む）．

（3）区分の設定

　簡易業務フローモデルでは業務を俯瞰的に記述するために，業務全体の幾つかの行為群に分け，これらの行為群の有無や順序を比較する．今回，比較する行為群の基準として，**表5.3**の23区分を設定した．

（4）行為の表現

　前項で設定した区分を縦軸に固定し，その位置に記号化したロールを記述することで「誰が何をする」ことを表現する．但し，必要に応じてコメントを補足し，単純化しつつも情報もなるべく失わないようにしている．また，23区分の並びとは異なる順で実施する場合，矢印を下から上に遡らせてその順序を表現する．

5.2　投薬業務の種類別簡易業務フローモデル

　この簡易業務フローモデルを使用して，注射投薬業務の種類（定時・臨時等のタイミングによるものや特殊な薬剤）別に協力4病院の業務プロセスを比較・検討した．

(1) スコープ

a) 投薬業務の種類

すべて，注射投与に関するもので，種類毎にそれぞれのモデルを作成した．

- ・一般注射薬
  - − 定時処方
  - − 臨時処方（時間内）
  - − 臨時処方（時間外）
  - − 臨時処方（緊急時）
- ・特殊な注射薬
  - − 麻薬処方
  - − がん化学療法薬処方

b) 業務の範囲

上記のそれぞれの種類において，処方指示から投与・観察，その後の処理までの業務を対象とする．

(2) 前提条件

業務プロセスを実行する前提となる環境（体制，設備，情報システムの使用状況等）は第2章の**表2.1**各病院の施設概要に示す．

5.2.1 一般薬の簡易業務フローモデル

協力4病院の業務プロセスのうち，一般薬の定時注射処方，臨時注射処方，時間外注射処方緊急時注射処方に関する業務プロセスを比較・検討した．

(1) 定時処方

一般注射薬の定時処方の簡易業務フローモデルを**図5.1**に示す．

［要点］

a) 薬剤師の処方監査と看護師の内容確認の流れ

竹重病院は電子カルテシステムを導入していない．一方，他の3病院は電子カルテシステムを導入しているが，情報の流れに違いがある．

- ・竹重病院

竹重病院は紙カルテを使用しており，処方指示・処方箋記載・内容確認（看護師）・処方監査は順次，直列で行っているため，内容確認（看護師）において，指示受け漏れ等の不具合が発生した場合，捕捉が困難である．このため，以下の手段を講じている．

- − 医師が指示し，指示した旨を口頭で看護師に伝えている．
- − 病棟薬剤師が患者の病態，担当医の治療方針，ならびに処方箋の内容を把握し，指示受け漏れがないかを確認している．

- ・姫野病院・ひたちなか総合病院；

処方指示後，薬剤部と看護部に同時並行して情報が流れ，薬剤部が調剤し，看護部では指示を受ける．調剤と指示受けの時間的な順序は問わない．そのため処方内容の不具合を発見した時には，直ちに薬剤師からでも看護師からでも医師に連絡し，適切に処方を再検討してもらう体制を採っている．

- ・練馬総合病院

処方指示は薬剤部にのみ流れ，薬剤部で処方監査したもののみが，看護師に流れる．それにより看護師は薬理学的内容が適切である処方に対して，患者状態に特化して処方内容を確認する．

b) 薬剤師の負担軽減

以下の通り，4病院とも薬剤師の負担軽減に配慮している．

- ・竹重病院，姫野病院，練馬総合病院

調剤プロセスにおいて薬局助手を活用して，薬剤搬送も薬局助手が担っている

- ・ひたちなか総合病院

自動薬払出機を導入しており，さらに，SPDを活用している．

c) バーコードリーダー（BCR）の活用

- ・練馬総合病院

薬剤と処方指示との照合，および病室での患者と処方指示の確認（変更の有無等）に用いている．

- ・ひたちなか総合病院

病室での患者・薬剤の確認に用いている．

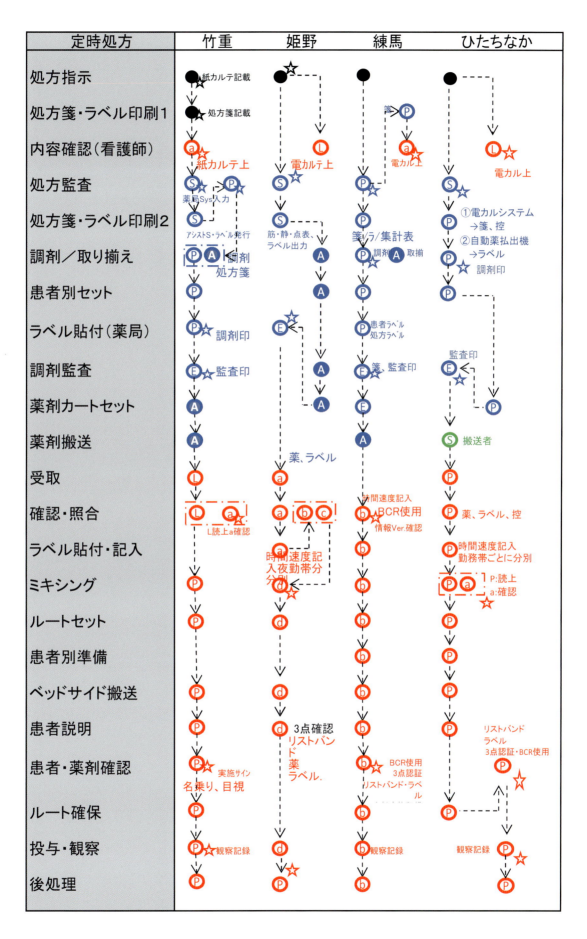

図5.1　一般注射薬の定時処方の簡易業務フローモデル

(2) 臨時処方（時間内）

　一般注射薬の臨時処方（時間内）の簡易業務フローモデルを**図5.2**に示す．

[要点]

a）薬剤部における処理のタイミング

・竹重病院

　時間内における臨時注射処方は処方指示から受取までの時間を極力短縮するために，以下のごとく，専用の手順で，迅速性を確保している．

　　– 調剤監査後，カートではなく臨時処方専用の箱に入れ，薬剤助手が直ちに病棟に搬送する．

　　– 注射指示が出た後の「内容確認（看護師）」から「処方監査」を，病棟薬剤師を介して行う．

・ひたちなか総合病院

　薬剤部では臨時処方（時間内）に該当する業務はなく，所定の締め切り時刻以降に発行した処方に関しては，処方箋控え及びラベルを直接病棟に発行し，病棟で看護師が処理する．

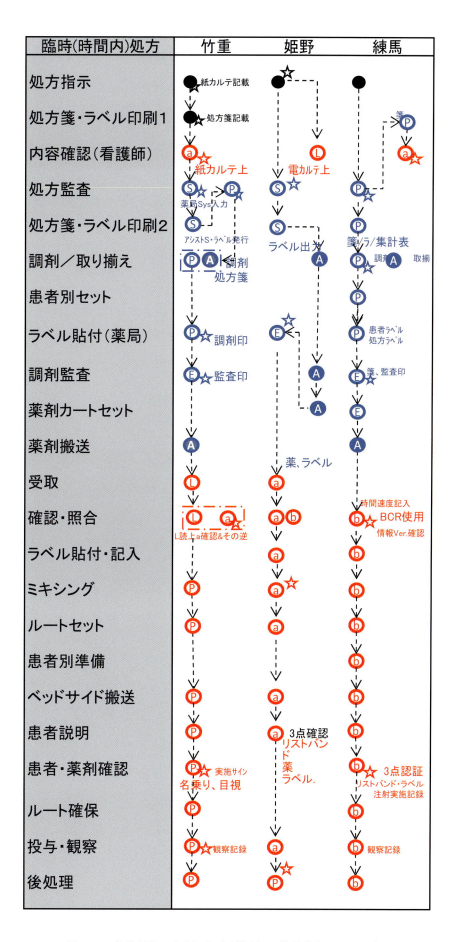

図5.2　一般注射薬の臨時処方（時間内）の簡易業務フローモデル

（3）臨時処方（時間外）

一般注射薬の臨時処方（時間外）の簡易業務フローモデルを**図5.3**に示す.

[要点]

a）指示の伝達

・姫野病院

医師が処方を出した旨を口頭で看護師に伝える.

・練馬総合病院

医師が指示入力し，処方箋（控），注射ラベル等を電子カルテシステムから病棟に自動で出力し，下流の看護業務に伝達する.

・ひたちなか総合病院

投与後に薬剤師が電子カルテで処方監査する.

b）取り揃え作業担当者

4病院とも看護師が取り揃えている．カート等，保管場所にない場合は以下の通りである.

・竹重病院，姫野病院，練馬総合病院

定数カートにない場合，看護師が薬剤部の保管場所に取りに行く.

・ひたちなか総合病院

定数カートにない薬剤は，看護師が請求し，当直薬剤師が払出す.

c）病棟在庫の管理

・練馬総合病院

使用の翌日，薬剤師が処方毎に調剤して，看護師が補充する.

・竹重病院，姫野病院，ひたちなか総合病院

これら3病院では定期的に使用分を補充する体制を採っている.

竹重病院では病棟薬剤師が病棟在庫を補充し，その後薬剤師が確認して，補充間違いを回避している.

d）投与後の処理プロセス

時間外処方は，時間内処方と較べて様々な不具合発生のリスクがある．病院間で運用に大きな違いがある.

・竹重病院

投与後に薬剤師が調剤支援システムに入力し，薬歴として反映する．その後，監査することで，相互作用や薬剤排泄機能等から潜在的な副作用のリスク等を評価している.

・練馬総合病院

時間外に起票した処方箋に基づき，後追いではあるが，通常の形で監査および調剤する．その後，当該薬剤を病棟に搬送し，看護師が定数に戻す.

・姫野病院，ひたちなか総合病院

投与の流れからは，薬剤師の関与が見られないが，病棟薬剤業務など，投与の流れとは別に当該処方を把握・評価し，安全を確保している.

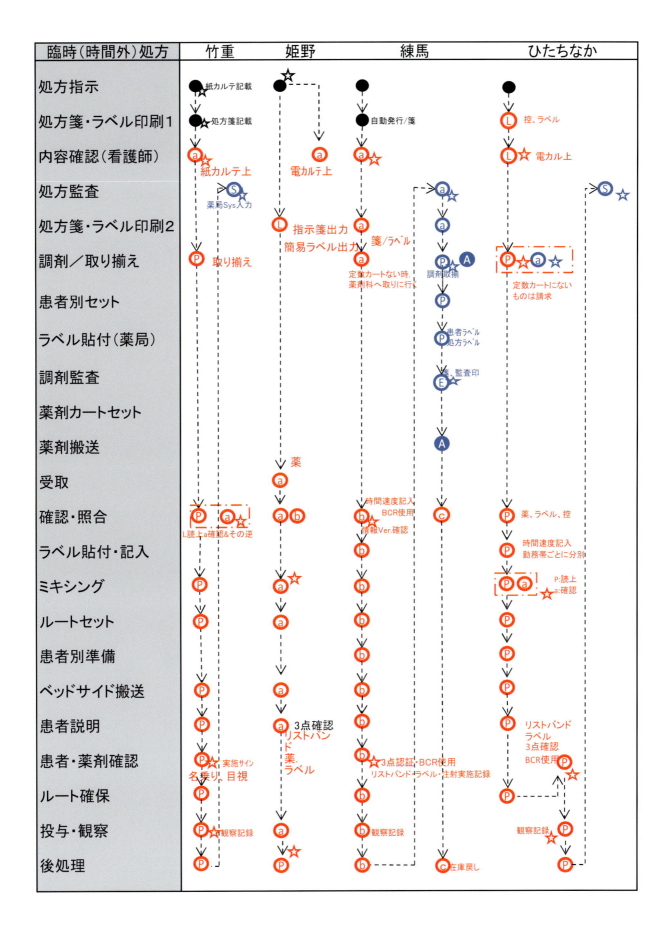

図5.3　一般注射薬の臨時処方（時間外）の簡易業務フローモデル

（4）臨時処方（緊急時）

一般注射薬の臨時処方（緊急時）の簡易業務フローモデルを**図5.4**に示す.

［要点］
a）指示に対する実施と安全確保のための後処理
・姫野病院

薬剤師が調剤／取り揃え，看護師が投与後，医療事務が入力する．それにより，医師の指示入力漏れや入力遅れを避け，看護師及び薬剤師が速やかに確認できるようにしている．また，これにより記録を残し，口頭による聞き間違いや連絡者の所在不明などをなくしている．

その他の病院では，医師が口頭で指示し，看護師がメモに記録し，その後看護師が取り揃える．それぞれの段階で別の看護師が関与（ダブルチェック）して，安全の確保を図っている．ただし，緊急時であるため，やむを得ず1人の看護師が一連の業務をすべて行うことがある．

・竹重病院

看護師が医師の指示をメモに記載する．看護師Aが指示メモを読み上げ，看護師Bが読み上げられた内容と薬剤が一致しているか照合（ダブルチェック）する．また，看護師Aは読み上げた後に，指示メモの内容と薬剤が一致しているか照合する．

・ひたちなか総合病院

竹重病院同様，指示メモの記載から投与までは同一の看護師が行うが，「混注」の段階で竹重病院と同様の方法で他の看護師とダブルチェックしている．

・練馬総合病院

「調剤／取り揃え」までと「確認・照合」以降を別の看護師が行うことで，ダブルチェックとなり，安全を確保している．

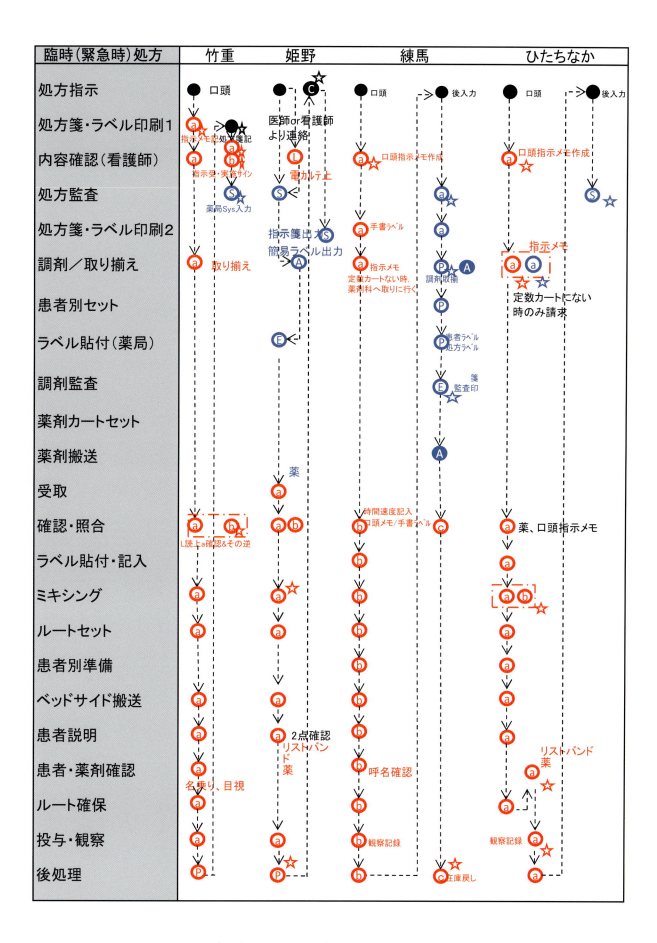

図5.4　一般注射薬の臨時処方（緊急時）の簡易業務フローモデル

5.2.2 特殊薬の簡易業務フローモデル

(1) 麻薬処方

麻薬（注射薬）に関する簡易業務フローモデルを図5.5に示す.

[要点]

a) 安全確保

いずれの病院も定められた手続きで安全を確保している. 麻薬を扱うには, 麻薬及び向精神薬取締法を熟知する必要がある.

- 医師による麻薬処方箋の発行（捺印）
- 調剤／取り揃えは必ず薬剤師が行い, 一般薬のように薬局助手に業務を委譲していない.

b) 搬送, 受け取り

以下の二つの方法がある.

・竹重病院, 姫野病院

薬剤師が病棟へ搬送し, 病棟で看護師が受け取る.

・練馬総合病院, ひたちなか総合病院

看護師が薬剤部で受け取り, 看護師が病棟へ搬送する.

c) 投与後の処理（空アンプルの返却, 記録 等）

いずれの病院も麻薬管理者である薬剤師が後処理している.

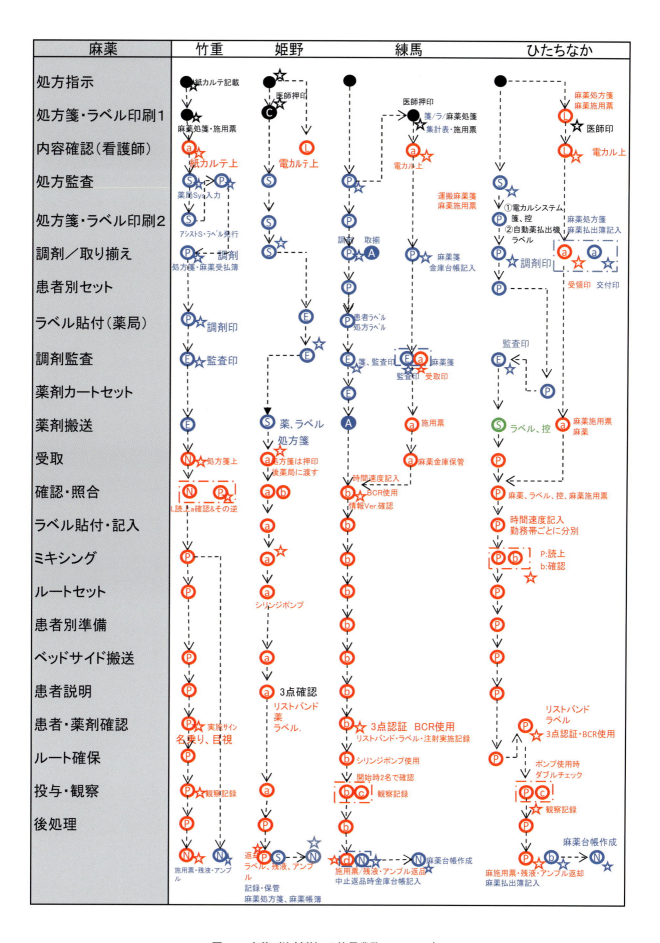

図5.5　麻薬（注射薬）の簡易業務フローモデル

(2) がん化学療法薬（注射薬）処方

がん化学療法薬（注射薬）の簡易業務フローモデルを図5.6に示す.

がん化学療法薬（注射薬）処方は協力4病院のすべてでは実施していない. 化学療法を実施している練馬総合病院, ひたちなか総合病院について検討した.

[要点]

a) レジメン（輸液・指示療法薬を含む抗がん剤投与全体の治療計画）の運用

抗がん剤に対する安全確保ならびに治療の標準化・効率化を目的にレジメンを適用する.

・練馬総合病院

電子カルテシステムに登録したレジメンより, 医師が, 当該患者に使用するレジメンシートを作成し, 電子カルテシステムに登録する.

・ひたちなか総合病院

電子カルテシステムに登録したレジメンを, 医師が, 当該患者に適用して処方入力する.

両病院共に, これらにより過剰投与や重複投与などを避け, 安全な運用を可能としている.

b) 抗がん剤混注までの流れ

指示が, 伝票か口頭かの違いはあるが, 両病院とも当日の患者状態に基づく担当医師の判断を待って調剤を開始し, 患者に適用する流れである.

・練馬総合病院

一般薬と同じ注射処方箋を使用する. 投与前日は, 一般の定時処方の流れに従うが, 抗がん剤分の薬剤と注射ラベルは, 薬剤科に残しておき, 調剤しない. 当日, 医師が投与可否を判断して看護師経由で薬剤師に連絡し, 薬剤師が混注する.

・ひたちなか総合病院

医師が電子カルテから抗がん剤処方入力し, 「化学療法注射箋」を発行する. 薬剤師が抗がん剤を取り揃える. また, がん化学療法実施時は, 「化学療法注射箋」とは別に, 医師が電子カルテから「化学療法承認箋」を発行し, 薬剤師がそれを確認して, 混注する.

c) 抗がん剤曝露対策

抗がん剤は準備から投与終了後までの全工程で, 職業曝露対策・環境曝露対策が必要である.

・ひたちなか総合病院

患者ベッドサイドでルートを抗がん剤入り輸液バッグや患者のラインに接続する場合に, 抗がん剤が飛散し, 環境曝露することがある. 曝露を避けるため, 薬剤師が混注する際にプライミング*し, ルートをセットする.

＊プライミングとは, 抗がん剤の暴露防止のために, 回路を事前に生理的食塩水で充填することをいう.

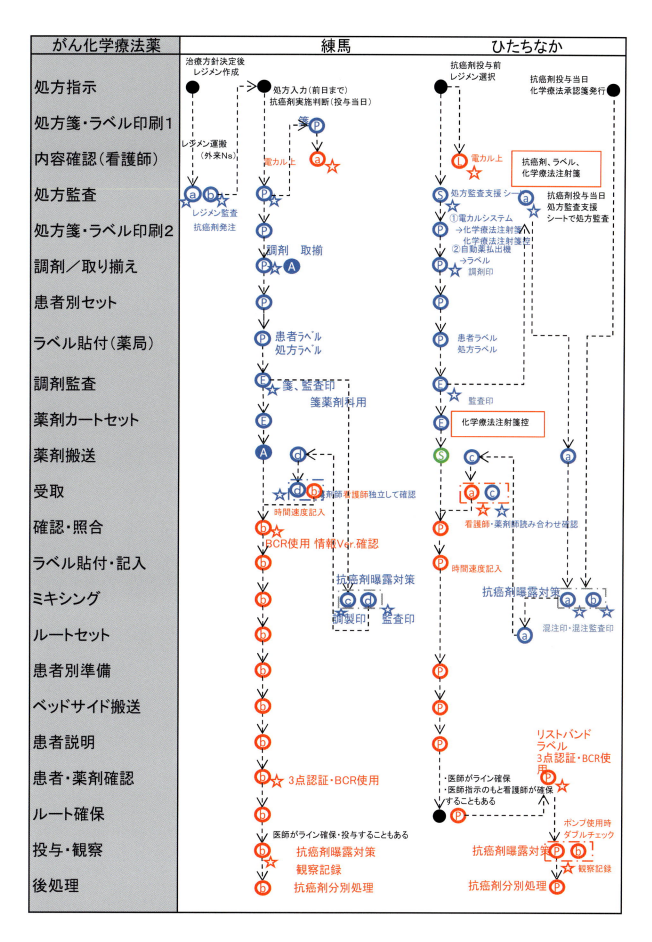

図5.6　がん化学療法注射薬の処方の簡易業務フローモデル

5.3 簡易業務フローモデルに基づく分析

(1) 薬剤師不在時の対策

薬剤師は，看護師のように必ずしも24時間，院内に常駐していない．そこで，起こりうる処方や投与に対しては，薬剤師以外の職員（主に看護師）が適切に間違いなく準備し，投与できるように，日頃から薬剤師の経験や知識で文書等を整備する必要がある．

・竹重病院

時間外・緊急時は薬剤師が不在である可能性があり，下記のごとく注意を促す一覧表を作成し，病棟に常備している．薬剤師不在時の薬剤投与時は，必ず看護師が一覧表を確認している．
 - 投与量に注意が必要な薬剤
 - 配合変化
 - 複数の投与経路がある注射薬
 - 副作用・アレルギー

・姫野病院

時間外は薬剤師が不在となるため，下記薬剤の名称とその内容を記載した一覧表を作成し，病棟に常備している．薬剤師不在時にはこれらの一覧表で対応している．
 - 配合変化に注意する薬剤
 - 混注不可薬剤
 - 投与速度に注意する薬剤

・練馬総合病院

時間外・緊急時に薬剤師不在の時間帯がある．その時間帯に看護師が対応するために，以下の事項をまとめた薬剤関連資料を病棟に常備している．
 - 当院要管理ハイリスク薬
 - 特に管理が必要な医薬品
 - 静脈注射実施に関する基準
 - 点滴ラインに注意する医薬品
 - 他剤との混注を避ける薬剤
 - 血管外漏出に注意すべき薬剤
 - 抗生物質の溶解後の安定性
 - 規格注意薬剤
また，糖尿病性ケトアシドーシスなどの高血糖

に対するインスリン静脈内持続注入の指示を院内で統一している．

・ひたちなか総合病院

時間外・緊急時に薬剤師を配置しているが，処方監査の実施体制はなく，調剤／取り揃えのみ可能な時間帯がある．そのため，以下の薬剤関連資料を病棟に常備している．
 - 薬剤投与方法一覧
 - 希釈，溶解液に注意が必要な薬剤一覧
 - 血管外漏出に注意すべき薬剤一覧
 - 配合変化表
また，電子カルテで薬歴，アレルギー・副作用歴等の項目を確認し，安全を確保している．

(2) 薬剤師と看護師の情報取得目的の違い

薬剤師と看護師は，それぞれ下記の目的で処方箋およびカルテ（情報システムの場合を含む）より薬剤関連情報を取得して業務を進める．
・薬剤師は，主に医師が指示した処方が下記の薬学的な合理性を判断するために行う．
 - 薬剤の減量は必要か，
 - 患者の臨床所見・経過はどうか，
 - 微生物に適した抗生剤を選択しているか，
 - 薬剤の溶解の必要性，など
・看護師は，指示の遂行に必要な，薬剤の扱いに関する情報を取得する
 - 投与薬剤，投与日時，投与速度，投与方法，薬剤の剤形，薬剤の溶解の有無，など．

医薬品に関連する医療事故が多発しており，多職種が投薬プロセスの様々な場面で関与することは「正しい患者，正しい薬剤，正しい目的，正しい用量，正しい用法，正しい時間（6R）」に薬物療法を実施するために重要である．

(3) 薬剤師の業務拡大と薬剤助手の配置

簡易業務フローモデルで，業務プロセスの違いを明らかにし，比較した．

協力4病院は業務プロセスだけでなく，規模，体制，またその設備環境も異なっている（**表2.1** 各病院の施設概要参照）．

　従来の調剤を中心とするいわゆる中央業務から，外来薬剤業務，病棟薬剤業務等の薬剤師でなければできない投薬管理，その他患者への指導などに，薬剤師を活用する動きが進んでいる．

　この観点から，協力4病院から薬剤師と薬剤助手（以下，薬剤関連職員という）および薬剤関連設備を抽出して比較した．病院規模が大きくなるほど薬剤関連職員を合わせた人数は増大し，設備も充実している（**表5.4**）．

・姫野病院
　病院規模を代表する病床数で薬剤関連職員を除すと，外来処方を院内調剤しており，薬剤関連職員比率がかなり高い．

・練馬総合病院
　練馬総合病院は，ひたちなか総合病院の薬剤関連職員比率より若干高くなっている．また，医療材料等で導入しているSPD機能を薬剤科所属の薬剤助手が担い，薬剤の単純な払出し作業や搬送等の体制を整備している．

・ひたちなか総合病院
　ひたちなか総合病院は，姫野病院と較べて病床当たりの薬剤関連職員比率は小さいものの（姫野病院の2/3程度），調剤支援システムやその機能の一つである注射薬自動払出機能，SPDの導入など，

職員（特に薬剤師）を単純な払出作業や物流から解放し，薬剤の専門家としての業務に専念するための設備や体制を整えている．

・竹重病院
　竹重病院は他の3病院に較べ薬剤関連職員比率が小さい．しかし，薬剤師の薬学的知識を，薬剤支援システムを経由して注射ラベルやその他の掲示等に反映させる等の仕組みを，看護関連職員をはじめとする病院職員に提供することで薬剤師の負担を軽減し，業務の効率化を図っている．

表5.4　病院規模に対する職員構成と設備

	竹重病院	姫野病院	練馬総合病院	ひたちなか総合病院
病床数	72	140	224	302
薬剤師	2.3	10	16	22
薬剤助手	1	5.5	2.5	1
薬剤師＋薬剤助手	3.3	15.5	18.5	23
薬剤助手の比率	0.30	0.35	0.14	0.04
薬剤関連職員／病床数	0.046	0.111	0.083	0.076
外来処方	院外	院内	院外	院外
電子カルテシステム	×	○	○	○
調剤支援システム	○	×	○	○
同　注射薬自動払出機能	×	×	×	○
SPD（設備、物流専任担当	×	×	×	○

薬剤関連職員＝薬剤師＋薬剤助手

資料1

入院注射業務の統合業務フローモデル

(1) スコープ

入院業務において，医師が定時注射を処方するところから，薬剤師が薬剤部門で監査・調剤し，それを受け取った看護師が病室で患者に投与するまで（投与中止の処理を含む）を範囲とする．

(2) 前提条件

統合業務フローモデルを構成する病院のそれぞれの規模，設備，体制，情報システムの使用状況等は，第2章の**表2.1**各病院の施設概要に示す．

● 概要図

4病院のおよその業務の流れを示す.

概要図

・ 協力4医療機関のおよその業務フローは以下の通り

次ページ以降にこれらを統合した「統合業務フロー」を作成し、共通点ならびに相違点を示す。

区分名	竹重病院	姫野病院	練馬総合病院	ひたちなか総合病院
処方指示	○	○	○	○
処方箋・ラベル発行1				
内容確認（看護師）	○	○	○	○
処方監査	○	○	○	○
処方箋・ラベル発行2	○	○	○	○
調剤／取り揃え	○	○	○	○
患者別セット	○	○	○	○
ラベル貼付（薬局）	○	○		
調剤監査	○	○	○	○
薬剤カートセット	○	○		○
薬剤搬送	○	○	○	○
受取	○	○	○	○
確認・照合	○	○	○	○
ラベル貼付・記入			○	○
ミキシング	○	○	○	○
ルートセット	○	○	○	○
患者別準備	○	○	○	○
ベッドサイド搬送	○	○	○	○
患者説明	○	○	○	○
患者・薬剤確認	○	○	○	○
ルート確保	○	○	○	○
投与	○	○	○	○
後処理				
投与中止処理	○	○	○	○

図a.0　統合業務フローモデル（概要図）

処方指示

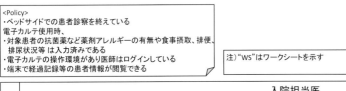

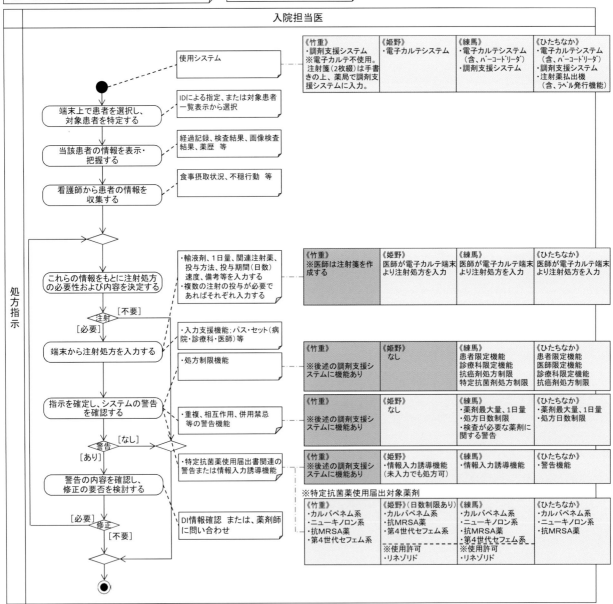

図a.1 統合業務フローモデル（処方指示）

《記法注釈》
・処方・調剤等における薬や診療とその情報を扱う行為を中心に記述し、機器の操作のための行為は表現上必要なもののみとした。
・アクションあるいはノートに関する各病院固有の事項は病院別ノートに記載した。病院別ノートの背景は通常薄灰色（■）としているが、病院がそのアクションやノートの記述に該当しない場合には濃灰色（■）とした。
・物品や行為の名称はできるだけ一般的名称で記述し、病院毎の固有名詞が必要な場合には各病院のノートに記載した。
・「確認する」アクションに関しては、一連の作業が完了した際に作業者本人によって正しくできたかを確認する行為は、特別な意味がある場合を除いて記述せず、確認作業自体が独立して行われる場合にのみ記載した。

内容確認（看護師）

<Policy>
・特定の患者に対して医師から注射処方指示が出ている
・電子カルテ使用時その操作環境があり看護師はログインしている
・電子カルテ未使用時医師により処方箋（2枚綴）が作成されている

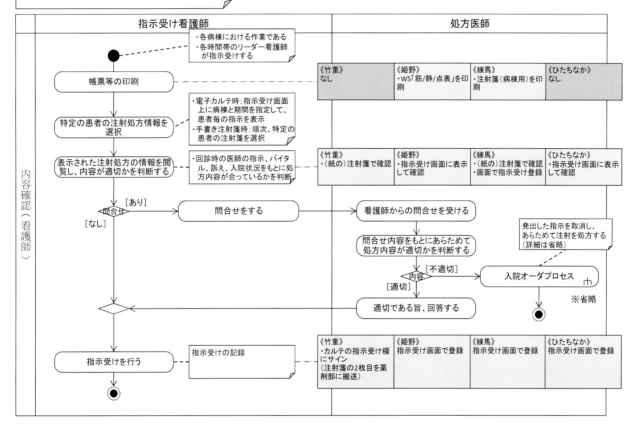

図a.2　統合業務フローモデル（内容確認）

処方監査、処方箋・ラベル発行2、調剤／取り揃え、患者別セット

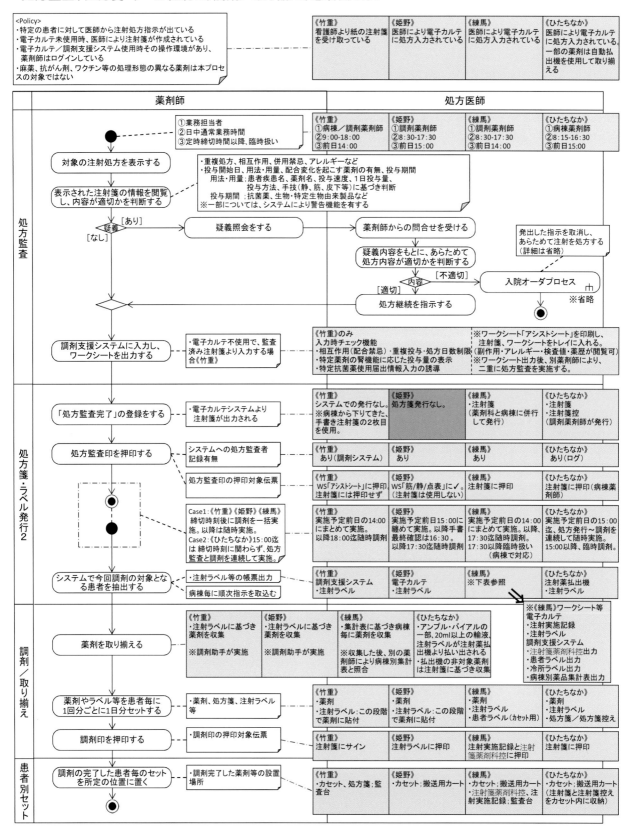

図a.3　統合業務フローモデル（処方監査～患者別セット）

調剤監査、薬剤搬送

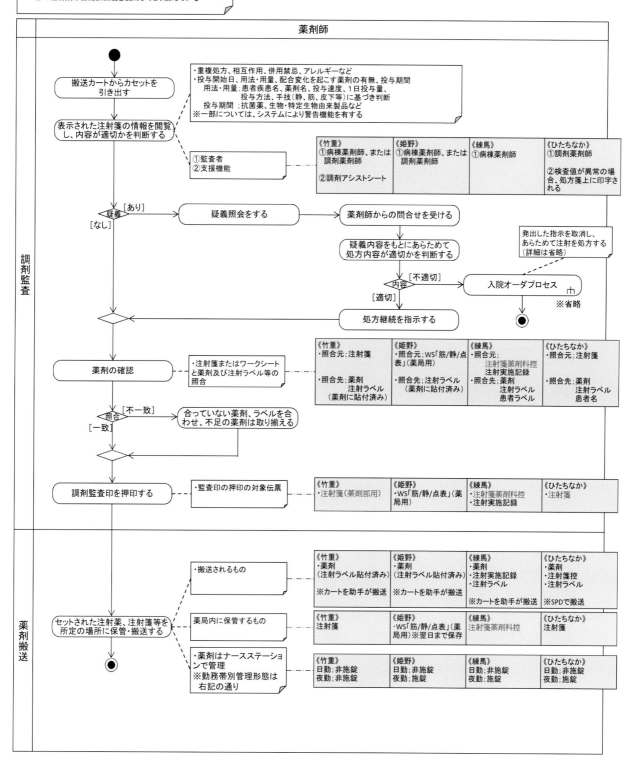

図a.4　統合業務フローモデル（調剤監査，薬剤搬送）

受取、確認・照合、ラベル貼付・記入、ミキシング、ルートセット、患者別準備

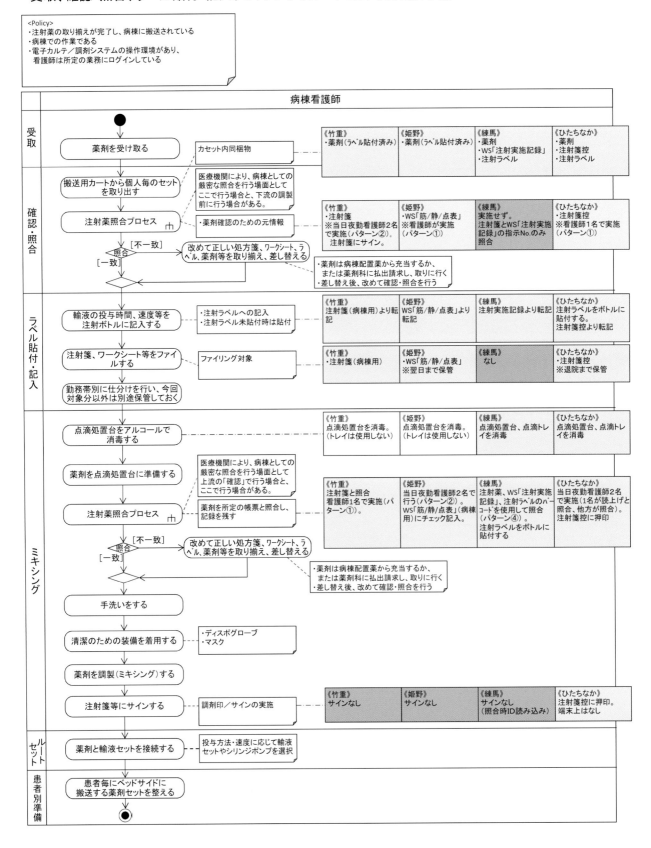

図a.5　統合業務フローモデル（確認・照合〜患者別準備）

注射薬照合プロセス（サブプロセス）

※照合方法の違いによる4パターン（①〜④）

<Policy>
・病棟に薬剤が帳票類と共に患者セットとして到着している

《竹重》	《姫野》	《練馬》	《ひたちなか》
・処方箋と照合 ・目視で確認 ※場面により、下記①②のパターンがある（主フローに記載）	・WS「筋/静/点表」と照合 ・目視で確認 ※パターン①による	・WS「注射実施記録」と照合 ・バーコードリーダ使用 ※パターン④による	・処方箋控と照合 ・目視で確認 ※場面によりパターン①およびその他のパターンによる

パターン①
注射薬照合プロセス
パターン①：看護師1名で1回実施する場合
看護師 — 注射箋等と薬剤を照合する

パターン②
注射薬照合プロセス
パターン②：看護師2名で1回実施する場合
看護師A：注射箋等の処方内容を読み上げる
看護師B：読み上げられた内容と薬剤が一致しているかを照合する
看護師aも読み上げると共に、薬剤が一致しているかを照合している《ひたちなか》

パターン③
注射薬照合プロセス
パターン③：看護師2名で2回実施する場合
看護師A：注射箋等の処方内容を読み上げる／読み上げられた内容と薬剤が一致しているかを照合する
看護師B：読み上げられた内容と薬剤が一致しているかを照合する［照合：不一致／一致］注射箋等の処方内容を読み上げる

<Policy>
・病棟に薬剤が帳票類と共に患者セットとして到着している
・薬剤及び所定の帳票類にバーコードが印刷されている
・バーコードを読み取るタブレットまたは電子カルテ端末の利用環境があり、看護師はバーコードリーダが使用できる

パターン④
注射薬照合プロセス
パターン④：バーコードリーダを使用する場合
看護師：ワークシートのバーコードを読み取る［照合：不一致／一致］注射ラベルのバーコードを読み取る［照合：不一致／一致］薬剤のバーコードを読み取る
WS「注射実施記録」の読み取り結果と電子カルテ内の指示情報を照合《練馬》

図a.6　統合業務フローモデル（注射薬照合プロセス）

59

ベッドサイド搬送、患者説明、患者・薬剤確認、ルート確保、投与・観察

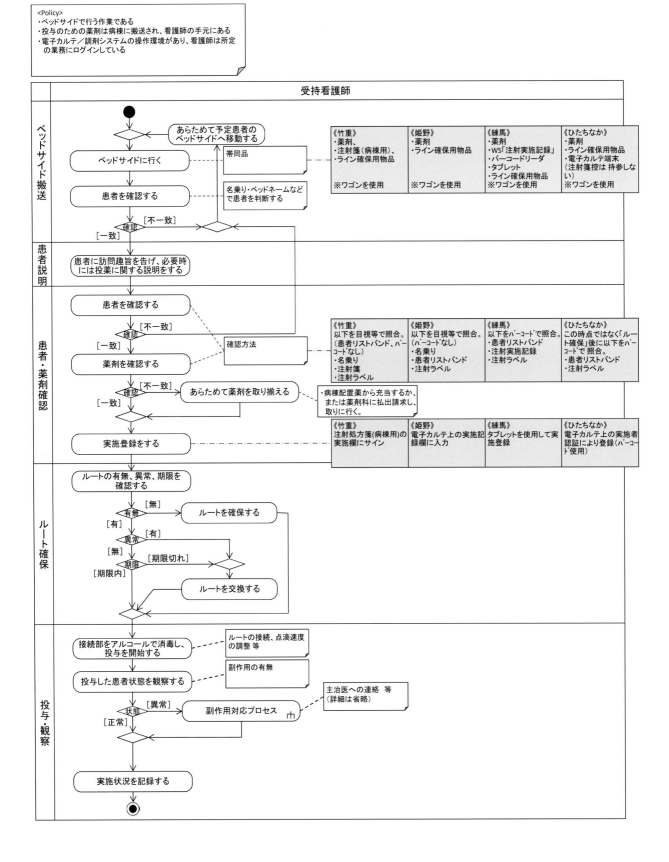

図a.7　統合業務フローモデル（ベッドサイド搬送～投与・観察）

投与中止処理

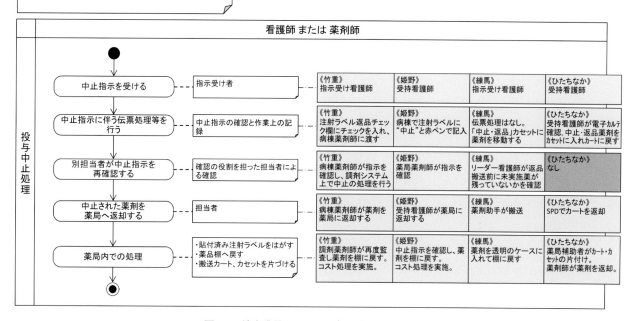

図a.8 統合業務フローモデル（投与中止処理）

資料2

業務フロー（プロセス）の構造を理解し，業務に活かすために

1 業務フローモデルを理解する近道

業務フローモデルを理解する近道は，業務フロー（プロセス）の構造の理解である．

業務フロー（プロセス）の構造を理解しなければ，業務フロー（プロセス）図を適切に書けないし，業務に活かせない．"書く"とは，形式的に"作図"することではない．目的に応じた観点から，運用の実態を表す"図"を書くことである．本文でも述べたように，すべての情報を盛り込むのではなく，目的に応じて情報を取捨選択する必要がある．選択するには，業務・プロセス・行為のそれぞれの目的を理解しなければならず，一番難しい点である．

業務フロー（プロセス）の構造を理解する方法を概説する．紙幅の余裕がないので，詳細は，『電子カルテと業務革新』[1]『業務フロー図作成の基礎知識と活用事例』[10]『FMEAの基礎知識と活用事例第3版』[8]『特性要因図作成の基礎知識と活用事例』[13]を参照いただきたい．

2 業務フロー（プロセス）の構造

2.1 業務フロー（プロセス）は入れ子構造である

業務フローを考えるには，業務フロー図を作成する必要がある．最初から，詳細な業務フロー図を作成するのではなく，業務フロー概要図を作成すると良い．業務フローの全体と，プロセス間の関係を明確にできる．問題の具体的解決には，次の段階として，作業レベルまで詳細な業務フロー図を作成する必要がある．

業務は，複数のプロセスが繋がっており，それが入れ子構造になっている．通常は，一つの流れではなく，一つのプロセスから複数のプロセスに出力（分岐）し，また，複数のプロセスから一つのプロセスに入力（合流）することが多い．すなわち，プロセスが，並行，断続，逆行（フィード

バック）することが多い（**図1**）．

2.2 業務フロー（プロセス）の粒度と時間軸

医療においては，多職種が多部署で同時，経時的，あるいは，並行して業務を遂行する．また，患者の状態の変化に応じて変更（中止・修正等）することが日常である．したがって，不具合（間違った行為）が発生しやすく，また，不具合の発生を検知できず，望ましくない結果（影響）を来すことがある．

プロセスに不具合（問題・過誤）があった場合に，その不具合が出力に影響する場合と，影響しない場合がある．前者の場合のプロセスの不具合（問題・過誤）は顕在要因であり，後者の場合は潜在要因である．影響がある場合でも，潜在要因では次工程では不具合として発現せず，かなり離れた後の工程で不具合（望ましくない影響）として発現する場合がある．

本文「4.1　インシデント報告の性質」で，「不具合が発生した時期と，不具合が発生したことを認識した時期，不具合の影響が発生した時期，影響発生を認識した時期が必ずしも同時ではなく，それぞれの時期にずれがあることが多い．さらに，複数の不具合が同時あるいは異時的に発生することがある」と述べた．

2.3 不具合の結果と要因

医療の業務フロー（プロセス）は複雑であるので，結果と要因との関係は複雑である．不具合（過誤およびその結果）の要因は複数あり，要因間にも種々の関係がある．要因（下位の要因からみればその結果）を惹起する要因があり，因果連鎖がある．どの要因が根本原因か，また，要因の重大性は，別途，検討しなければならない．

対策を考えるときに，不具合の結果（望ましくない影響）を直接は制御できない．しかし，要因

を制御することにより，間接的に結果を制御できる．要因（原因）は，管理水準を設定して管理できる．結果は，評価（点検）基準を設定して評価できるが，結果が出てからでは遅い．質を工程で造り込む必要がある．

3 薬剤業務プロセスの例

3.1 薬剤業務プロセスの粒度と時間軸

薬剤業務フロー（プロセス）を例に考える．

不具合があるプロセスと，不具合（問題）がある入力・出力（結果）をゴチックで示した（**図2**）．

具体的な対策を立て，是正（改善）するには，プロセスⅠ～Ⅵの粒度ではなく，プロセス1～13の粒度で検討する必要がある．

また，プロセス1～13の粒度で検討する場合でも，問題ある行為（プロセス12 薬剤投与間違い）を，薬剤取違いと表現したのでは具体性が乏しい．すなわち，どの薬剤をどの薬剤と，どう間違ったのかを具体的に記述しなければ要因・原因を究明できない．

図2のプロセス5で薬剤調剤過誤（A薬剤をA'薬剤と取違えて調剤）があり，プロセス6の調剤監査で検知できない．プロセス9では定置薬取出し過誤（B薬剤の用量間違い）があり，プロセス10で用量間違いに気づき，プロセス11で是正している．しかし，プロセス10ではプロセス5の誤調剤に気づかず，プロセス12で薬剤を取り違えたまま投与している．プロセス13で指示箋と調剤記録を照合して，薬剤間違い（AとA'の取違い）が発覚した．プロセス5（調剤）とプロセス7（定置薬取出し）の過誤に関連はなく，独立事象である．

プロセス9の不具合は，次のプロセス10で発現（顕在化・検出）し，是正している．プロセス5の不具合は，プロセス6，プロセス10では顕在化・検出できず，最後のプロセス13で顕在化・検出（発現）している．プロセス13自体に不具合はない．

3.2 不具合の要因の分析

不具合（結果）と要因の関係は複雑である（**図2**）．不具合（結果）の要因は複数あり，要因間にも種々の関係がある．要因を惹起する要因（前工程の要因の結果）があり，連鎖している．すべての不具合を検討するのではなく，重要な不具合（問題ある出来事）を選定して，個別に検討する．連鎖の最後の要因が根本原因の候補である．解決

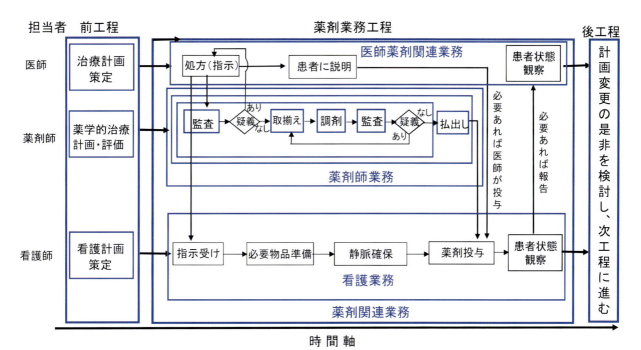

図1　プロセスの入れ子・分岐・合流（参考文献13　図4.9改変）

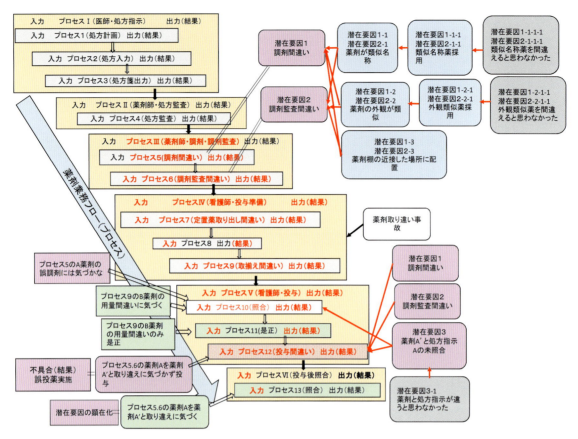

図2　業務フロー（プロセス）の段階と不具合（参考文献13　図5.1改変）

すべき要因（原因）を選定する．この時，不具合の表現の粒度が重要である．

　業務フロー図作成と，それに基づく業務分析が，質向上，問題解決の基本である．しかし，不具合の要因分析には，特性要因図や根本原因分析等，他の手法の併用が有用である[5-8, 13]．

　出来事（行為，あるいは，その結果）のすべてに問題（過誤，あるいは，好ましくない影響）があるのではない．問題と思しき出来事に絞って，その要因を分析する必要がある．

　薬剤Aを薬剤A'と取り違えて投与したこと（プロセス12）の要因は，

　潜在要因1：薬剤Aを薬剤A'とを取り違えて調剤し（プロセス5），

　潜在要因2：監査で見逃した（プロセス6）である．さらに，

　問題ある出来事（プロセス5）（調剤過誤　薬剤Aを薬剤A'と取違えた）

　　および

　問題ある出来事（プロセス6）（調剤監査過誤

薬剤Aと薬剤A'との調剤過誤を監査で漏らした）の要因は複数ある．

　すなわち，

　潜在要因1-1・2-1：AとA'薬剤が類似名称であること，

　潜在要因1-2・2-2：AとA'は外観が類似していること，

　潜在要因1-3・2-3：AとA'を薬剤棚の近接した場所に配置したこと

である．さらに，

　潜在要因1-1・2-1（AとA'薬剤が類似名称である）を惹起する潜在要因1-1-1・2-1-1（類似名称薬を採用していた）

があり，さらに

　その要因1-1-1-1・2-1-1-1（類似名称薬を間違えると思わなかった）

がある．

　要因1-1-1-1・2-1-1-1はヒューマンエラーであり，

　これで終わらせては，対策は立てられない．

　さらに，ヒューマンエラーを引き起こす要因を抽出しなければならない．たとえば，

　その要因1-1-1-1-1・2-1-1-1-1として，「類似名称薬剤の誤投与による影響の重大性の認識を徹底させていなかった」まで要因を抽出すべきである．その他，

　要因1-2-1-1・2-2-1-1，要因3-1も同様である．

おわりに

　筆者らは平成14年より病院における業務の質および安全の向上を目指して公益社団法人全日本病院協会の研究活動や同協会会員に対する啓発のための研修として，院内の各種業務に関する業務フローモデルを開発し，普及活動を進めてきた．また，質保証プロジェクトでは，昨年，簡易業務フローモデルおよび統合業務フローモデルといった，モデルを用いて病院の業務を比較する方法を開発した．

　今回，これらの手法を用いて昨年研究した投薬業務の詳細部分をさらに掘り下げ，また，昨年ご協力いただいた協力病院の薬剤師に加え，看護師にも加わっていただいたことで，一層，幅と深さを増すことができた．このように，次第に参加する職種が増えてきて，病院業務の新たな側面を見ることができ，それを書籍として発信することができたことは，今後の病院業務全体の質および安全の向上とその効率化を目指して業務プロセスを革新しようとされている多くの病院関係者にとって，大いに役に立つものと確信している．

　各病院の業務フローモデルをご提供いただき，さらにその分析にも多大なる労力を提供していただいた薬剤師および看護師の皆様，また，出版にあたりご尽力いただいた篠原出版新社に感謝申し上げたい．そして，これらの皆様の多大なるご協力の下で完成した本書が読者の皆様の業務の質および安全に関する一助となれば幸いである．

医業経営コンサルタント Lio's Planning

代表　成松　亮

参考文献
（業務フローに関係する図書）

1）飯田修平，成松亮編著：電子カルテと業務革新―医療情報システム構築における業務フローモデルの活用，篠原出版新社，2005.

2）飯田修平，飯塚悦功，棟近雅博監修：医療の質用語事典，日本規格協会，2005.

3）飯田修平，永井肇，長谷川友紀編著：病院情報システム導入の手引き，じほう，2007.

4）飯田修平（分担執筆）：新版品質保証ガイドブック，日科技連，2009.

5）飯田修平，柳川達生：RCAの基礎知識と活用事例第2版，日本規格協会，2011.

6）飯田修平：医療のTQMハンドブック運用・推進編　質重視の病院経営の実践，日本規格協会，2012.

7）飯田修平編著：医療信頼性工学，日本規格協会，2013.

8）飯田修平，柳川達生，金内幸子：FMEAの基礎知識と活用事例第3版,日本規格協会，2014.

9）飯田修平・長谷川友紀監訳:医療ITと安全（Health IT and Patient Safety：IOM Report 2011），日本評論社，2014.

10）飯田修平編著：業務工程（フロー）図作成の基礎知識と活用事例，日本規格協会，2016.

11）飯田修平，成松亮編著：業務フローモデルを用いた手術室業務の質保証―腹腔鏡下胆嚢摘出術の安全確保―，篠原出版新社，2017

12）飯田修平，成松亮編著：業務フローモデルを用いた薬剤業務の質保証―入院注射業の比較・検討―，篠原出版新社，2017

13）飯田修平編著：特性要因図作成の基礎知識と活用事例，日本規格協会,2018.

研 究 組 織

本研究を以下の組織・個人のご協力・ご支援によって行った.

・医療の質向上委員会

委 員 長	飯田 修平	公益社団法人全日本病院協会常任理事
		公益財団法人東京都医療保健協会　練馬総合病院　理事長・院長
		医療の質向上研究所所長
副 委 員 長	永井 庸次	公益社団法人全日本病院協会常任理事
		株式会社日立製作所　ひたちなか総合病院　名誉院長
委 員	佐能 量雄	公益社団法人全日本病院協会常任理事
		社会医療法人　光生病院　理事長・院長
	高橋 肇	公益社団法人全日本病院協会常任理事
		社会医療法人　高橋病院　理事長・院長
	大田 泰正	公益社団法人全日本病院協会理事
		社会医療法人祥和会　脳神経センター大田記念病院　理事長
	城賀本満登	社会医療法人社団光仁会　総合守谷第一病院　院長
	森山 洋	社会医療法人恵和会　おびひろ呼吸器科内科病院　組織統括　事務長
特 別 委 員	長谷川友紀	東邦大学医学部　社会医学講座教授
担当副会長	神野 正博	公益社団法人全日本病院協会　副会長
		社会医療法人財団董仙会　理事長
	美原 盤	公益社団法人全日本病院協会　副会長
		公益財団法人　脳血管研究所附属美原記念病院院長

・医療の質向上委員会　質保証プロジェクトメンバー
（上記委員に加え）

金内 幸子	公益財団法人東京都医療保健協会　練馬総合病院　薬剤科科長
小谷野圭子	公益財団法人東京都医療保健協会　練馬総合病院　質保証室室長
	医療の質向上研究所研究員
成松 亮	Lio's Planning代表
長谷川英重	保健医療福祉情報システム工業会　特別委員OMGアンバセダ
藤田 茂	東邦大学医学部　社会医学講座講師
渡邉 幸子	医療法人社団愛友会　上尾中央総合病院情報管理部　医療安全管理課課長

・研修会講師

飯田　修平	公益財団法人東京都医療保健協会　練馬総合病院　理事長・院長	
	医療の質向上研究所所長	
永井　庸次	株式会社日立製作所　ひたちなか総合病院　名誉院長	
小谷野圭子	公益財団法人東京都医療保健協会　練馬総合病院　質保証室室長	
	医療の質向上研究所研究員	
長谷川友紀	東邦大学医学部　社会医学講座教授	
藤田　茂	東邦大学医学部　社会医学講座講師	
成松　亮	Lio's Planning代表	
金内　幸子	公益財団法人東京都医療保健協会　練馬総合病院　薬剤科科長	
森山　洋	社会医療法人恵和会　おびひろ呼吸器科内科病院　組織統括事務長	

・医療の質向上委員会質保証プロジェクト 薬剤業務ワーキンググループメンバー

成松　亮	Lio's Planning代表	
金内　幸子	公益財団法人東京都医療保健協会　練馬総合病院　薬剤科科長	
加藤　昌子	公益財団法人東京都医療保健協会　練馬総合病院　副師長	
関　利一	株式会社日立製作所　ひたちなか総合病院薬務局　薬局長	
高村　優太	株式会社日立製作所　ひたちなか総合病院薬務局	
猪狩　美徳	株式会社日立製作所　ひたちなか総合病院看護師	
藤本　道夫	医療法人公生会　竹重病院薬剤部部長	
北野　萌	医療法人公生会　竹重病院看護師	
山田　貴之	医療法人八女発心会　姫野病院薬剤科	
久間　俊彦	医療法人八女発心会　姫野病院看護師	

・統合業務プローモデル作成協力病院

医療法人公生会　竹重病院

医療法人八女発心会　姫野病院

公益財団法人東京都医療保健協会　練馬総合病院

株式会社日立製作所　ひたちなか総合病院

業務フローモデルを用いた

薬剤業務の質保証-2-―入院注射業務の比較・検討―（第2報）
〜観察業務を中心に〜

定価（本体 4,000円＋税）

2018年 3 月30日　第 1 版第 1 刷発行

編著者　飯田修平／成松　亮／藤本道夫©
発行者　藤原　大
印刷所　ベクトル印刷株式会社

発行所　株式会社 篠原出版新社
〒113-0034　東京都文京区湯島2-4-9 MDビル
電話（03）3816-5311（代表）　郵便振替　00160-2-185375
E-mail: info@shinoharashinsha.co.jp

ISBN978-4-88412-513-4

Printed in Japan